医道传真系列丛书

吴南京 著

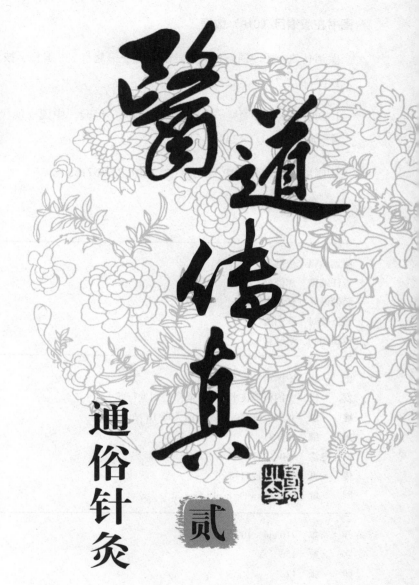

医道传真

通俗针灸

贰

中国科学技术出版社
·北京·

U0189521

图书在版编目（CIP）数据

医道传真 . 贰，通俗针灸 / 吴南京著 . — 北京 : 中国科学技术出版社 , 2019.8
ISBN 978-7-5046-8275-8

Ⅰ . ①医… Ⅱ . ①吴… Ⅲ . ①中医临床－经验－中国－现代 ②针灸疗法－经验－中国－现代 Ⅳ . ① R249.7

中国版本图书馆 CIP 数据核字 (2019) 第 067155 号

策划编辑	焦健姿　刘　阳
责任编辑	焦健姿
装帧设计	佳木水轩
责任校对	龚利霞
责任印制	李晓霖

出　　版	中国科学技术出版社
发　　行	中国科学技术出版社有限公司发行部
地　　址	北京市海淀区中关村南大街 16 号
邮　　编	100081
发行电话	010–62173865
传　　真	010–62179148
网　　址	http://www.cspbooks.com.cn

开　　本	710mm×1000mm　1/16
字　　数	156 千字
印　　张	12
版　　次	2019 年 8 月第 1 版
印　　次	2019 年 8 月第 1 次印刷
印　　刷	北京威远印刷有限公司
书　　号	ISBN 978-7-5046-8275-8 / R · 2396
定　　价	35.00 元

内容提要

　　著者从医二十余年，博采众长，独辟蹊径。

　　本书是著者"医道传真"系列丛书的第二部，全面展示了著者多年的临证心得所悟，对针灸的辨证施治、穴位配伍、腧穴归类见解独到。精选病案皆从辨证角度，揣度患者的疾病过程、脏腑虚实，确定治疗原则、分析选穴思路。著者谈医论道看似随意，实则思路精巧，一气呵成，尽显画龙点睛之妙。

　　全书内容原创，写作质朴，真实可参，实为研习中医治学的上佳读本。

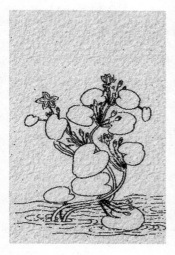
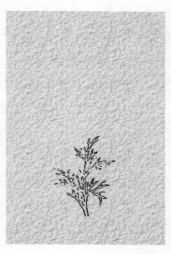
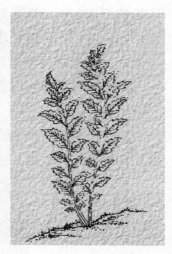

针药同源论

（代前言）

针药治疗疾病，殊途同归，其治病理论、诊断疾病的方法一致，只是治疗方法不一样而已。

但针和药的治疗，有其自身的特殊性。人体是一个管道，从口腔到肛门是管道的内壁，体表是管道的外壁。针灸治疗是通过外治而达到内治，药食内服是通过内治而达到外治。

针灸治疗，包括温灸、冷敷、刮痧、拔罐等，在于调气攻邪，调气之用在于促进气机的升降出入，因其直接作用于人体经络，故取效迅速；药食治疗则在于服后的运化（消化吸收），进而发挥治疗作用，所以取效方面要比针灸治疗慢。但人以胃气为本，有胃气则生，无胃气则死，维持生命在于脾胃对食物能量的吸收，所以药食治疗是对人体能量的直接补充，而针灸治疗则是在身体能量（元气）的基础上进行调理，对人体能量无直接补充作用，故用针之类，在于调气。

因为针灸治疗的作用原理和药食治疗一样，都是为了促进五脏气机的平衡，所以研究针灸一样要建立在五脏、气血、三焦等核心中医学理论上，不是机械地秉持"某穴治某病"的框框，而是要通过诊断、选穴、施针等内容进行治疗。如《四总穴歌》有"腰背委中求"，但不是一切腰痛都可取委中，因为病有虚实，邪实可取委中，肾虚当以药食补益。

针灸补泻取决于腧穴的特殊性，如十宣、井穴等腧穴，哪怕再高明的针灸师也不能施法于这些腧穴以达到"补"的效果。同中药大黄一样，大黄本身具有的泻下功效就是其特殊性，不论医生怎样使用大黄，结果总还是要泻的。如果从身体的总体性方面来分析补泻问题，中药治疗中"承气汤"的急下存阴之说，不过是攻邪以保正气；针灸治疗则在于调气以保元。

试看孙思邈、李东垣、朱丹溪、刘守真等中医大家，虽以药食应用而闻名于世，但都对针灸疗法十分精通；杨继洲、凌云等针灸名家，虽以针灸而闻名于世，但也十分精通药食。可见针药于治病方面，并无本质的区别。唯有针药结合，治疗方能得心应手。

吴南京
己亥年春于义乌

医道传真
通俗针灸

目　录

医道传真·贰
通俗针灸

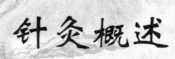

针灸概述

经 络 论

《灵枢·经脉》载"雷公问于黄帝曰：《禁服》之言，凡刺之理，经脉为始，营其所行，制其度量，内次五脏，外别六腑，愿尽闻其道。黄帝曰：人始生，先成精，精成而脑髓生，骨为干，脉为营，筋为刚，肉为墙，皮肤坚而毛发长，谷入于胃，脉道以通，血气乃行。雷公曰：愿卒闻经脉之始生。黄帝曰：经脉者，所以能决死生，处百病，调虚实，不可不通"。《灵枢·海论》载"夫十二经脉者，内属于腑脏，外络于肢节"。《灵枢·本藏》载"经脉者，所以行血气而营阴阳，濡筋骨，利关节者也"。

可见经络是人体沟通内外的通道，人体内气机的升降出入，莫不赖经络以运行，经络通畅则气血和畅而无疾，经络阻滞则气机郁滞而生病。所以张从正云："不诵十二经络，开口动手便错。"喻嘉言云："凡治病不明脏腑经络，开口动手便错。"以前很多针灸的病案，都没有说到取具体的某个腧穴，而是说取某经。

经，原意是织布机上的纵线；络，是缠绕的意思。《灵枢·脉度》载"经脉为里，支而横者为络，络之别者为孙"。经是经络系统中的主要路径，在于机体内部，贯穿上下，沟通内外，络就是主路分出的辅路，存在于机体的表面，纵横交错，遍布全身。按大小、深浅的差异分别称为经脉、络脉、孙脉。如一座城市，经是城市里的几条主要大街，络是由大街分支出来的小街道，孙就像是小胡同。人体的经络系统有十二经脉、十二经别、奇经八脉、十五络脉、十二经筋、十二皮部等。其中属于经脉方面的，以十二经脉为主；属于络脉方面的，以十五络脉为主。它们纵横交贯，遍布全身，将人体内外、脏腑、肢节连成一个有机的整体。

人体气机运转的方式有升、降、出、入四种，气机运行于经脉，从头到足的气机下降在足三阳；从足到腹、胸是足三阴；从胸到手是手三阴；从手到头是手三阳。相表里的阴经和阳经在手足末端交接，如手太阴肺经和手阳明大肠经交接于示指；同名的阳经与阳经在头面交接，如手阳明大肠经和足阳明胃经交接于鼻旁；阴经与阴经在胸部交接，如足太阴脾经和手少阴心经交接于心。并且人体的气机通过十二经络的循环流注，肺经流注于大肠经、大肠经流注于胃经、胃经流注于脾经、脾经流注于心经、心经流注于小肠经、小肠经流注于膀胱经、膀胱经流注于肾经、肾经流注于心包经、心包经流注于三焦经、三焦经流注于胆经、胆经流注于肝经、肝经又流注于肺经，如此周而复始地循环。

气机除了十二经的流注以外，还有奇经八脉的统领，如背后正中的督脉统一身之阳、身前正中的任脉统一身之阴，冲脉涵蓄十二经之气血，带脉横向把身体躯干纵向的经脉进行联络。

通过这样的运转，使人体气机周流全身，使气机的升降出入正常运转。

中医治疗讲上病下治，比如阳气上亢的头痛，取踝关节以下足部的腧穴，这是使气机下行从而达到治疗头部的疾病，而手三阳是从手走到头，取手三阳的腧穴也能治疗头痛，但作用不一样，足三阳是泄阳于下，而手三阳是散邪于外。比如阳气上亢的偏头痛患者见外感发作，取上肢三焦经的外关，和下肢胆经的足临泣配合，效果就很理想。高血压、中风的治疗可以取肝经，主要是因为肝经通于巅顶，而脾经和肾经没有上络于脑，所以对于头痛的治疗，不取脾肾两经之穴。腹部的疾病，因为脾、胃、肝、肾经都经过腹部，并且足三阴经是气机从足走腹的主要通道，所以治疗腹痛取足三阴经和胃经。因为五脏六腑功能的不同，同一疾病产生的病因也不一样，所以选择经脉上的腧穴也有区别，脘腹痛属胃，所以治疗上以取胃经为好，如足三里；少腹属肝，可取肝经的太冲；小腹为肾，可以取肾经的照海等。这些是经络走向同中之异，一定要区别对待。

因为有奇经八脉对气机的统摄，所以针灸调气，就可以分流气机，比如中风后遗症的半身不遂，左侧肢体不能活动，如果针灸左侧的腧穴无效时，可以针右侧的腧穴（左侧肢体经络之气不通畅，可以先针刺右侧以达到激发经气之用，而有左右同治之功，《黄帝内经》中称为"缪刺法"），这可使气机流注平衡，从而达到治疗疾病的作用。有人觉得很奇怪，明明是左侧患病，针左侧无效反而是针右侧有效，这就是奇经八脉分流平衡人体气机的直接作用。可见奇经八脉，对人体的气机调理作用很大，在人体十二正经上有八个腧穴通于奇经八脉，这八个腧穴分别是内关通阴维脉、外关通阳维脉、照海通阴跷脉、申脉通阳跷脉、列缺通任脉、后溪通督脉、足临泣通带脉、公孙通冲脉。这八个腧穴为历代针灸家所重视，如《医学入门》载"周身三百六十穴统于手足六十六穴，六十六穴又统于八穴"，这里的八穴就是指八脉交会穴。金元时期针灸大家窦汉卿的《针灸指南》，还把这八个腧穴的配合治疗编成歌诀。配穴内容是公孙、内关治疗胃、心、胸部疾病；足临泣、外关配合治疗目外眦、耳、颊、颈、肩部位的疾病；后溪、申脉配合治疗目内眦、耳、肩、小肠、膀胱等部位的疾病；列缺、照海配合治疗肺系病、咽喉、胸膈等部位的疾病。

对八脉交会穴，通过配合窦汉卿的观点来应用理解，可以发现公孙是脾经穴，可以健运脾胃，脾主升清，脾为后天气血化生之源，而冲脉则是十二经脉之海；内关为心包经之穴，可通心包行血脉，而这两个腧穴配合可治疗胃、心、胸的疾病，但主要还是针对胃。日常吃得过饱，除了胃胀以外，还并见胸闷心悸等症状。另外，中焦失运会生痰湿，从而加重心脏的负荷；列缺清肺、照海潜阳，两穴合用清上潜下，虚阳上扰的咽喉疼痛通过阳气的降潜就能缓解。通过这八个腧穴所处的经脉所属脏腑来理解，可以发现一个规律，阳经上的八脉交会穴交于属阳的奇经；阴经上的八脉交会穴交于属阴的奇经。窦氏的八脉交会穴配合是属阴和属阴的配合、属阳和属阳的配合。但临床上的疾病是千变万化的，这种机械配合治疗病证的方法，自然治愈率会大大受限。于是笔者针对阴阳两气的变动和疾病的实际情况进行灵活的变动配合，就大大地增加了疾病治疗的范围。比如治疗外感风寒的发热，用外关和后溪配合，可以振奋阳气疏散外邪；外感风热则用列缺和外关配合，以起清宣肺气的效果；如食滞化热有口苦头晕者，则以公孙、内关、足临泣三个穴位配合，如没化热则以内关和足三里配合。根据临床的实际情况，没有必要一定泥于歌诀的配穴，可以三四个合用，也可以单个取穴，还可以和其他的穴位配合。

所以学习研究经络学和腧穴学，一定要以五脏功能对气机运转和三焦气化为核心。如果离开这个核心谈经络和腧穴，此乃无灯之航。

论 腧 穴

腧穴就是人们通常所说的穴位，是人身体上可以通过针、灸、推拿、点按、刮痧等刺激，达到治疗疾病的特殊反应点。

腧穴主要分为经穴（分布在经脉上）、奇穴（分布在经脉以外的）、阿是穴（不定穴，以痛点为穴）。

在中医史上，腧穴的发现与发展，是一个很了不起的奇迹，但这并非偶然，而是一个历史过程。最早之时，古人是以锋利的小石块（有人说是砭石，要知砭石产于山东，哪来这么多砭石，不外是用平常的石头而已，或是打磨得锋利的兽骨）割刺痈疽肿疡，排脓放毒来解除病痛。后逐渐发现通过刺激有显著痛感处和压痛点也能止痛，这是关于腧穴的最早发现。通过长时间的积累，把这些压痛点找出规律，并且在某些压痛点刺激时会见顺着某个特定的方向以一条线的放射，于是才有了经络。到了秦汉时代，以《黄帝内经》等为代表，确定了这些部位的取法和治疗作用，并加以命名，这就是现代针灸学上所说的腧穴。对于分布在经络上的腧穴，《黄帝内经》记载 160 个；《针灸甲乙经》记载 349 个；《针灸大成》记载 359 个；《针灸逢源》记载 361 个；现代一直沿用 361 个腧穴。

　　腧穴的命名是一大学问，因为这是古人通过实践得来的，所以每个穴位都有一定的含义，如《素问·阴阳应象大论》载"气穴所发，各有处名"；《千金翼方》载"凡诸孔穴，名不徒设，皆有深意"。

　　腧穴的命名，第一种是根据解剖学来命名的，如腕骨、完骨、大椎、耳门、耳尖、乳中、乳根、脊中、脐中、上脘、中脘、下脘、囟会等。第二种是以动植物来命名，如伏兔、鱼际、犊鼻、鹤顶、鸠尾、鱼腰等穴是以动物形象命名；而攒竹、丝竹空、口禾髎等则以植物形象命名；第三种是以建筑物来命名，如天井、玉堂、巨阙、库房、地仓、梁门、神庭、气户、天窗、中府等。此外还有以乡、里、市、街、道、冲、会、合、交、迎、关、枢等命名。第四种是根据天文地理来命名，如天体的日、月、星辰；地貌的山、陵、丘、墟、溪、谷、沟、泽、池、泉、海、渎等，结合腧穴所在部位的形态特征或气血流注的情况而命名，例如上星、日月、太乙、太白、昆仑、承山、大陵、丘墟、合谷、阳溪、水沟、尺泽、天池、极泉、小海、四渎等。第五种是根据治疗作

医道传真·贰

通俗针灸

用来命名，如睛明、光明、四白、水分、水道、牵正、迎香、听宫、听会、风府、风市、风池、命门、腰阳关、建里等。第六种是根据中医理论来命名，如心俞、胃俞、神堂、神门、魄户、魂门、意舍、阴交、阴都、至阳、会阳、阳池、会阴、阳交、百会、三阴交等。

初学者看到腧穴有如此多的命名方式，一定一头雾水。其实，这些命名方式只是中医学的一种思维模式。如以解剖学命名的穴位，主要作用是针对局部治疗；以建筑物命名穴位，是用形象的比喻使人便于理解；以天文地理命名穴位是因为中医学认为人是一个小天体，人体内的气机运行和天体的气机运行具有一致性。因此，腧穴的命名可以根据中医理论来理解。

有人会问，人身体穴位这么多，每个穴位的治疗效果都不同，岂不是很难记住。

其实，记忆腧穴的作用是有规律的，每个腧穴不外具有近治作用（局部治疗作用）、远治作用（如上病取下、下病取上、左病取右等）、特殊作用（一些腧穴的特殊性，但也是有规律的）三种而已。

近治作用指腧穴均能治疗该穴所在部位及邻近组织、器官的疾病；远治作用是十四经腧穴主治作用的基本规律，在十四经腧穴中尤其是十二经脉在四肢肘膝关节以下的腧穴，不仅能治疗局部病证，而且能治疗本经循行所涉及的远隔部位的组织、器官、脏腑的病证，甚至具有治疗全身疾病的作用；特殊作用是通过大量的临床实践证明某些腧穴的特殊治疗作用。如内关穴，局部可以治疗腕关节疼痛等症状，远处可以治疗心绞痛、失眠等心系疾病，另外还有治疗胃脘痞胀等中焦不运的作用。

很多学者对于腧穴局部近治和同经远治作用都能理解，但对于腧穴特殊治疗作用理解不够透彻，主要原因是中医基础理论不扎实。如大椎退热、鱼际退热、曲池退热、内庭退热，这些腧穴都有退热的治疗作用，这些腧穴的退热原理是什么？发热时怎样选择合适的腧穴来退热？对于这些问题不要说初学者不理解，很多临床治疗十几年的专业针灸师都糊里糊涂。

　　要想理解穴位，先要理解经络，要想理解经络就要理解脏腑的功能。孙思邈、李东垣、朱丹溪、刘完素等大家，他们不仅精通汤药，也一样精通针灸。因为汤药治疗和针灸治疗都建立在共同的中医学原理上。中医学原理没弄明白，对汤药的学习不扎实，针灸也难以精通。如上述退热的腧穴，因为所处的经脉不同，对退热的治疗原理也不一样。大椎处于督脉上，督脉统一身之阳，刺激督脉上的腧穴具有振奋元阳的作用，大椎又处于上焦，上焦主疏散，所以大椎退热是针对寒邪闭表的发热；鱼际是肺经上的腧穴，肺主宣肃，外邪束肺的发热，取鱼际以调肺气，肺的宣肃功能正常，于是能退热；曲池是大肠经的合穴，肺和大肠互为表里，肺郁太过会影响大肠的功能，外邪束肺的发热，轻取鱼际，稍重可取鱼际、曲池合用，能明显增加退热效果，因为上肢处于上焦，主要在于疏散，所以上焦腧穴的退热主要在于疏散；内庭是胃经上的腧穴，处于下肢，下焦主泄，所以内庭的退热在于泄热，主要针对身体郁热严重的泄邪，如中风闭证患者见高热不退，就要在内庭上刺血泄邪。笔者时常去大医院里会诊一些疑难危重患者，治疗中风闭证的抢救病例较多，内庭的泄邪醒脑效果的确很好（治疗上并不是单一取内庭，而是根据疾病的实际情况与太冲、行间、十宣、人中等配合）。再如脾经的三阴交、血海，肝经的行间、太冲都有下瘀血的作用，可用于治疗妇科瘀血闭阻的痛经。其原理为，脾经的治疗是"脾统血"，肝经的治疗是"肝藏血"，如果仅是瘀血痛经，可取脾经，如果并见有瘀血化热，则取肝经为上，如月经将行不行的疼痛不已，并见心烦失眠、脾气急躁，取脾经的治疗效果就远不如取肝经。

　　刺激腧穴可以治病，但怎样找腧穴（定位），这是一门学问。

目前临床常用于确定腧穴位置的方法主要有骨度折量法、体表标志法和指寸定位法三种。骨度折量法，是以体表骨节为主要标志设定尺寸，用以确定腧穴位置的方法，如足三里在外膝眼下3寸，上巨虚在外膝眼下6寸，可根据屈膝时外膝眼至外踝中点连线分为16寸（16等份）来取定。因其大都以骨骼来衡量，所以称骨度折量法。体表标志法，是以人体五官、毛发、指甲、乳头、脐窝、骨关节和肌肉隆起等部位作为标志来确定腧穴部位的方法，如两眉之间取印堂穴，两乳之间的中点取膻中穴等。指寸定位法，是用手指或手指的某一部位作为比量腧穴部位的方法。其中，用中指中节两端横纹头之间的距离（屈指时）作为1寸，称中指同身寸法。用拇指指节横纹两端之间距离作1寸，称拇指同身寸法。用示指、中指、环指、小拇指四指相并作为3寸，称一夫法。

对于用骨性和体表的标志给腧穴定位是较容易的，但应用寸来定位则有些难度。因为人有高矮胖瘦等不同、女性乳房有坚挺和下垂的不同、脐有大小的不同等因素。如张三很矮很胖、李四很高很瘦，同取足三里，就不再是用寸来取穴了，寸是指一个大致的部位，不是绝对的。所以取穴要仔细，不是用几个手指简单测量就下针，穴位若找偏了，自然达不到理想的治疗效果。

针灸大家杨甲三教授，在腧穴定位方面进行了很详细的研究，总结出了横向定位和纵向定位，纵横交错的交叉点即为腧穴所在。杨教授据《素问·风论》"风气与太阳俱入，行诸脉俞，散于分肉之间，与卫气相干，其道不利，故使肌肉愤䐜而有疡，卫气有所凝而不行，故其肉有不仁也。"理论，把腧穴的横向定位概括为"三边""三间"，三边指筋边、骨边、肉边；三间指筋间、骨间、肉间。所以学习针灸学，一定要认真学习腧穴的定位。

人体分三焦段位，同一经脉上的不同腧穴作用不同。如足太阳膀胱经上的腧穴，上到头、下到脚，分布在头部、背部、腰部、下肢等不同部位，治疗作用完全不同。头部的腧穴主要针对局部治疗，背部和腰部的腧穴主要针对所处内脏的治疗。同一部位不同经脉上的腧穴，治疗作用都有一个大体的趋向性，如腕关节、踝关节向肢端的腧穴都有清热、散血等效果，但不同经脉又有相应的区别。这与中药学一样，如补气药，党参、人参、黄芪等都有补气的作用，这是共同之处，另外这些药又有各自的侧重点。即使同一经脉上邻近的两个腧穴的作用都有区别，如肝经的太冲和行间，这两个腧穴都有散瘀血、清肝热的效果，但太冲除了有散瘀清肝的作用外还有养阴的效果，而行间则纯清肝散瘀。

头部以百会为界，前面的腧穴主要治疗眼、鼻局部的疾病；百会向后到完骨的腧穴用于治疗局部和神志方面的疾病；风池、风府、哑门等处的穴位可以治疗咽喉、眼、神志方面的疾病，如郑魁山前辈在用风池治疗眼科疾病方面颇有心得；而阳白向下到四白处的这些腧穴主要用于治疗眼病。

理解腧穴要从两个方面进行，一是以五脏功能系统进行区别（经络），二是以身体部位来区别。以经络系统区别腧穴是纵向理解，以局部区别腧穴是横向理解。如脾经的大横穴，从五脏功能上来区别属于脾，从身体部位上来看属于腹部。书上说该穴有止泻和导泻的双向作用，但很多临床针灸师取此穴并不能达到止泻作用，于是有人提出怀疑。要知脾主运化，为胃行津液，脾虚的腹泻取大横就得用补法，达到补脾以止泻的作用，腧穴处于腹部又能针对局部起到治疗作用，理论上是解释得通的。但为什么有人提出取大横无止泻效果呢？用补法运针为什么还是不能止泻？教科书上的补法操作下针得气后，捻转角度小、用力轻、频率慢、操作时间短，顺时针方向为补，还有人提到应结合迎随补泻、呼吸补泻等进行。于是笔者以滞针补法进行，也就是进针得气后，把针体顺时针捻转到针感涩滞，患者觉得腧穴处针感非常强烈，如此留针 0.5～1 小时，对于脾虚腹泻往往一针而泻止。所以对于腧穴的特殊性，还要结合针灸师的治疗才能体现。

针灸概述

另外，从某些腧穴对疾病治疗的特殊性归类，则形成了特定穴，如《九针十二原》载"五脏有六腑，六腑有十二原，十二原出于四关，四关主治五脏。五脏有疾，当取之十二原。十二原者，五脏之所以禀三百六十五节气味也。五脏有疾也，应出十二原。十二原各有所出。明知其原，睹其应，而知五脏之害矣。阳中之少阴，肺也，其原出于太渊，太渊二。阳中之太阳，心也，其原出于大陵，大陵二。阴中之少阳，肝也，其原出于太冲，太冲二。阴中之至阴，脾也，其原出于太白，太白二。阴中之太阴，肾也，其原出于太溪，太溪二。膏之原，出于鸠尾，鸠尾一。肓之原，出于脖胦，脖胦一。凡此十二原者，主治五脏六腑之有疾者也"。这些特定穴其实也是分布在十四正经上的腧穴，因为其特殊性而进行区别归类，如五输穴、原穴、络穴、郄穴、背俞穴、募穴、下合穴、八会穴、八脉交汇穴、交会穴等。

腧穴可以治病，也可以诊病。腧穴的主要生理功能是输注脏腑经络气血，促使体表与体内脏腑联系，在疾病发生时，相应的腧穴往往可出现压痛、酸楚、麻木、结节、肿胀、变色、丘疹、脱屑、凹陷等各种反应。腧穴上所出现的不同病理反应是疾病过程中脏腑经络气血失调的结果。

怎样进针和运针

针灸治疗，刺针很讲究，运针及留针也都很讲究，并不是像插秧一样把针往穴位上一插留在那里，而是要根据不同的病情，不同的体质，进行不同的调整以达到治疗效果。

对于如何进针、运针、留针等内容，自《黄帝内经》起，一直都有论述。例如窦太师、杨继洲、徐凤、凌云、王国瑞、李梴等，都有很多关于针灸方面的文献流传于世。

进针有讲究，不是拿根针对着穴位随手而扎，而是根据身体的不同部位有不同的扎法。

《九针十二原》中"持针之道，坚者为宝。正指直刺，无针左右。神在秋毫，属意病者，审视血脉，刺之无殆。方刺之时，必在悬阳，及与两卫。神属勿去，知病存亡。血脉者，在腧横居，视之独澄，切之独坚"。翻译成现代文就是"持针的方法，紧握而有力最为贵（对持针的用力程度还形容成'握虎'，如抓老虎一样，用力地按着，所以针灸师要练习指力，指力不足针刺时患者会疼痛而不配合治疗，如果手指紧握针，快速地进针，患者是根本体会不到什么疼痛的）。对准腧穴，端正直刺，针体不可偏左偏右。持针者精神要集中到针端，并留意观察患者。同时仔细观察血脉的走向，并且进针时避开它，就不会发生危险了。将要针刺的时候，要注意患者的双目和面部神色的变化，以体察其神气的盛衰，不可有丝毫疏忽。如血脉横布在腧穴周围，看起来很清楚，用手指按切也感到坚实，刺时就应该避开它。"

《九针十二原》中还有"夫气之在脉也，邪气在上，浊气在中，清气在下。故针陷脉则邪气出，针中脉则浊气出，针太深则邪气反沉，病益。故曰：皮肉筋脉，各有所处，病各有所宜，各不同形，各以任其所宜。无实无虚，损不足而益有余，是谓甚病，病益甚。取五脉者死，取三脉者恇；夺阴者死，夺阳者狂，针害毕矣"。意思是"大凡邪气侵入了人体的经脉，阳邪的气常停留在上部，浊恶的气常停留在中部，清朗的气常停留在下部。所以针刺筋骨陷中的孔穴，阳邪就能得以外出，针刺阳明经合穴，就会使浊气得以外出。但如果病在浅表而针刺太深，反而会引邪进入内里，这样病情就会加重。所以说皮肉筋脉，各有其所在的部位，病症也各有其适宜的孔穴。九针的形状不同，各有其施治相适的孔穴，应根据病情的不同而适当选用。不要实证用补法，也不要虚证用泻法，那样会导致损不足而益有余，反而会加重病情。精气虚弱的患者，误泄五脏腧穴，可致阴虚而死；阳气不足的患者，误泄三阳经腧穴，可致正气衰弱而精神错乱。误泄了阴经，耗尽了脏气的会死亡；损伤了阳经，则会使人发狂，这就是用针不当的害处。"这里的邪浅和深，有两方面的内容，一是新邪和痼疾，二是病位的深浅。比如外感时邪，针刺治疗在于进针得气后就可出针，而对于哮喘的痰湿内闭，就得深刺。

《刺要论》载："病有浮沉，刺有浅深，各至其理，无过其道，过之则内伤，不及则生外壅，壅则邪从之。浅深不得，反为大贼，内动五脏，后生大病。"都说明了针刺的深浅问题。

针刺之要，在诊断选穴后，根据所选之穴的深浅，对于进针的深度要心中有数，进针后才不至于过深或过浅。这和用药治病一样，病重药轻则治不了病，效果不好；病轻药重则反成药害。针对疾病的轻重，能将用药量把握在恰当的程度，这反映了一个临床医生长期实践的水平。

另外对于进针前，要做一些工作。选好穴位后，先用手指将穴位进行较大力度的反复按揉。这个步骤很关键，按揉的目的，一是找出最准确的穴位所在，二是把穴位的局部气机疏散，有利于得气，提高治疗效果。笔者时常会去一些医院的针灸科观察专家们怎样扎针，只见针灸师左手示指和大拇指用镊子夹一个酒精棉球，其他手指缝全是针。患者俯卧趴在那里，针灸师将患者从头到脚，在穴位上涂搽酒精，右手扎一针，患者身上到处是针。留针半个小时，取针后患者翻身，又这样扎一次。根本不会去诊断辨证，进针前也不会去精准地寻找穴位。

找到确切的穴位按揉后，可用左手拇指较用力地按着穴位，使局部的皮肤拉紧（把皮肤拉紧以便于进针，特别是一些皮肤弹性大的部位，如腹部等），右手持针，针从左手拇指指甲边上快速刺入（这就是针灸学上所说的掐指进针法）。进针的速度要快，快速通过真皮层，这样患者才不会感觉到疼痛，如果慢慢地把针插入，针通过真皮层会引起疼痛。

对于皮肤弹性较大，又要平刺的部位，要把皮肤捏起来扎，针刺入后再把捏紧的皮肤放开，再顺着皮下进针。如对肢端的穴位刺血，在扎针前要用手指揉捏将被刺血的肢端，使局部气血疏通，再左手捏紧，右手快速刺针以放血。

针刺入穴位后，要达到治疗效果，就要"得气"，《黄帝内经》云："刺之而气不至，无问其数。刺之而气至，乃去之，勿复针。针各有所宜，各不同形，各任其所，为刺之要。"对于得气的理解，主要是理解为穴位局部的酸、麻、胀等感觉，有的会沿着经脉的走向有麻木的感觉，如针足三里，会向顺着足阳明胃经向脚背方向呈一条线一样走窜麻木（如果用手指压着脚背，针尖微微向腹部方向斜刺，则麻木的走窜方向向腹部，也是顺着足阳明胃经的路线）。但对于得气的表现，古人有很多种形容，最有名的就是"如鱼吞钩"，也就是指针刺到一定的部位时，会突然觉得针被什么东西咬住一样有发滞感，厉害的还会见到露在体外的针在转动、抖动等情况。对于运针得气方面，周劲草小师姐很有心得，她时不时地会把这些情况拍个视频发给笔者。有时笔者给患者扎针，也会扎得患者像被电了一样，一次笔者给义乌一名警察扎委中穴，他的膝关节整整跳动了近1小时，来时膝关节僵痛需要人扶着走路，针后就可以自己走路回去了。所以没有得气，针刺是没有效果的。

对于患者的针感和病邪也有一定的趋向性，如针感以酸为主，患者大多湿邪较重；针感以胀为主，一般是气滞明显；针感以麻为主，多见死血为患。

留针的时间，病情不同留针长短不一。一般来说外感病、急性病的应急治疗，留针时间短或不留针（如退热的刺血是快进快出不留针）；对于瘀血较久等内伤痼疾则久留针。

《黄帝内经》云："刺诸热者，如以手探汤；刺寒清者，如人不欲行。"诸热，多指外感发热，病来得急，去得也急，以手探汤指的是留针的时间短，得气后留针数秒钟就可以拔针。而对于阳虚有寒的患者，则要久留针，就像"人不欲行"那样站在那里。寒则收引，血遇寒则滞，久留针则可以使局部得到较长时间的刺激。如笔者治疗子宫腺肌病、痛风、哮喘、类风湿关节炎等慢性病，多留针1～2小时，并且在留针的过程中时不时地捻转针尾，增加刺激的强度。

运针是治疗疾病的关键所在，同一个穴位，不同的针灸师用针治疗效果大不一样，主要在于运针手法。单纯从针灸运针来看，体虚运针刺激强度弱，体弱运针刺激强度大。但如果和药结合应用，为了攻邪可以用药扶正，用针攻邪。对于体虚而邪实的患者，笔者一般以先服扶正补益药1小时后再用针，并以作强度较大的运针来刺激。

对于进针、运针等内容，《金针赋》中有详细地讲述，如"先须爪按，重而切之"，"初针刺至皮肉，乃曰天才；少停进针，刺入肉内，是曰人才；又停进针，刺之筋骨之间名曰地才"。这是根据《灵枢·官针》所提的皮内、皮下、分肉间的三层进针法，具体的应用如"烧山火"和"透天凉"，这是针灸学上很有名的两种运针手法。烧山火指的是针后人会发热，像被火烧了一样；透天凉指的是针后人会发凉。烧山火是用"一退三飞，真气自归"，透天凉则是用"一飞三退，邪气自避"。另外，《金针赋》中除了透天凉和烧山火以外，还有阳中隐阴、阴中隐阳、子午捣臼、进气法、留气法、抽添法等治病法，这八法讲的全是针灸的补泻手法，被后世医家奉为经典，先后由高武、杨继洲、汪机等补充。这些手法现在很少有针灸师会去应用，一是因为操作麻烦，二是很多穴位不适合，如各经的井穴，头部的穴位，这些穴位很难进行这样的操作，所以后来刘纯提出了"平针法"并且还提到针刺之前用嘴温针，但这是不卫生的，现在也不提倡。

在留针过程中的运针，特别是对于虚证，很难得气。笔者把针顺时针转动，直到觉得针有涩滞感，这时就能得气。如果转得太紧，气集太过，又会出现另一方面的作用，如《医学入门》中讲到吐法用针，选内关穴，也是用这种把针转到很紧后留针，不一会儿人就会呕吐。内关穴平时用于止吐，而转紧留针则会吐。三阴交的治疗也一样，用烧山火的慢进快出法，人会觉得发热，治疗宫寒痛经效果很好，针后患者能逐出很多血块；如果用快进慢退的针法，则可以治疗子宫内膜炎的热毒疼痛，也一样能逐出瘀血而止痛。这些行针方法，笔者在临床上常用，实在很有意思。可见同一穴位不同的行针方法，所产生的效果是不同的。所以行针手法，是值得研究的事。

还有一个问题是扎针的过程中患者可不可以活动，一般来说患者可采用坐姿或卧式，但对于一些寒湿痹痛的针刺治疗，患者应该边运针边活动身体肢节。"血遇寒则凝"，用针可以调动身体的气机使气血和畅，因为人动则生阳，静则生阴，再加上患者自己的活动，是可以提高治疗效果的。笔者治疗肩膀、背、腰等疼痛，都是得气留针后，就嘱患者开始活动疼痛的关节，在患者活动关节的同时，时不时地捻针加强刺激，一般3～5分钟就可以使疼痛完全消失。这样的用针，比患者不动的用针效果要好得多。

另外，对于进针和出针的补泻等操作内容，如配合患者的呼吸进针出针等，现在的针灸师大多已经不去重视了，但切忌出针过快。

不论行针手法怎样高明，遇到虚证，还是难以起效。如明代的凌云，《明史》中记载了他的病案，如有男子病后舌吐，云兄亦知医，谓云曰："此病后近女色太早也。舌者心之苗，肾水竭，不能制心火，病在阴虚。其穴在左股太阳，当以阳攻阴。"云曰："然，如其穴针之，舌如故。此知泻而不知补也，补数剂，舌渐复故。"这是一则用药补益而愈的病案。凌云是一位彪炳史册的针灸大家，《明史》《浙江通史》《归安县志》都记载其用针之奇效，案例颇多。

另外，杨继洲的很多病案也有针药结合的治疗，可见纯针治疗有很多的不足之处。所以不可过分地迷信于手法，但对于传统的行针手法和治疗原理，一定要弄明白。

针灸的辨证论治

《九针十二原》载："小针之要，易陈而难入。粗守形，上守神。神乎神，客在门。未睹其疾，恶知其原？""审视血脉者，刺之无殆。""凡将用针，必先诊脉，视气之剧易，乃可以治也。五脏之气，已绝于内，而用针者反实其外，是谓重竭。重竭必死，其死也静。治之者辄反其气，取腋与膺。五脏之气，已绝于外，而用针者反实其内，是谓逆厥。逆厥则必死，其死也躁。"等言论。《小针解》更是明确地提出"粗守形者，守刺法也。上守神者，守人之血气有余不足可补泻也"。这些内容说明应用针灸治疗前，要先进行诊断（必先诊脉，视气之剧易，乃可以治），以明确"血气有余不足可补泻"。如果不诊断见病就扎针，这是只会扎针（守形）的庸医（粗工）。

针灸的辨证论治与汤药一样，是辨寒热虚实、辨表里阴阳、辨气机之顺逆等内容。如果诊断不正确，取穴则错，再高明的手法也是空谈。所以《小针解》中反复提到"知其往来者，知气之逆顺盛虚""睹其色，察其目，知其散复，一其形，听其动静者，言上工知相五色于目。有知调尺寸小大缓急滑涩以言所病也。知其邪正者，知论虚邪与正邪之风也""所谓五脏之气，已绝于内者，脉口气内绝不至"等行针前正确诊断的重要性，如诊断失误，治疗不但无效，还会出现很多副作用。

对于针灸的辨证论治内容，《素问·调经论》写得很详细，此篇把气、血、神、志、形、三焦，以及外感六淫等内容的辨别都进行了综合性论述，还把这些内容归于五脏。所以，要学针灸，此篇必看。

另外，脉诊在针灸治疗过程中具有重大意义。

因为针灸的治疗作用在于调气，气为血帅，血为气母，脉诊可以确切地了解气血的盛衰情况。不知虚实就不知补泻，虽说针无补法，但体弱而强行针，轻则晕针，重则病生他变，这是很紧要的问题。人生有命，法于阴阳，合于四时。所以诊脉首要知春弦、夏洪、秋毛、冬石此四常脉，此后才是区别病邪之脉。如果连四时的常太脉都不能区别，则下针即错。

2014年，笔者接手了一例乳腺癌淋巴转移手术创口9个月不愈合的患者，患者找笔者治疗时是4月中旬，天气已经开始转暖，但患者的脉弦细而极沉。这是手术创口不愈使元气大伤，无力鼓动脉搏所致，治疗在于大剂补养，而不是攻邪。于是笔者用大剂黄芪、党参为主药，另外再用麦芽、连翘、金银花、当归、川芎、天花粉、防风等药配合治疗，不到20天创口就愈合，体质渐渐好转。该患者觉得自己的病治得很好，于是介绍了另一位乳腺癌患者来治疗。她介绍来的这位患者情况要好得多，笔者治疗了半年，病情大为好转，患者一家人都很开心。因为先来的患者还有偏头痛，一次患者来复诊时，笔者对患者说："可惜你现在元气未复，要不再配合针灸治疗，效果要好得多。"这话被后来的患者听去了，于是不再找笔者治疗，而是找了当地一名针灸师治疗。时值冬天，针灸师那里的条件很差，没有暖气供应，也叫患者脱衣扎针，1天1次的扎针，不到1个月，患者全身浮肿，于是患者来义乌找笔者治疗，治得稍好点，回去又接着扎。因为笔者不知道患者找针灸师扎针，总以为患者太忙没空来复诊，但笔者怎么也想不到患者的水肿是如何形成的。到了腊月里，患者水肿实在很严重了，已见水气凌心的心力衰竭出现，针灸师见此再也不敢扎针，患者无计可施又找笔者治疗，此时患者家属才一五一十地说出扎针的整个过程。笔者见此情，已无生还的可能，后来患者死于正月里。而先来的患者，不去乱扎针，后来去杭州邵逸夫医院确诊，病已痊愈。但笔者见患者脉象还是偏虚，还要巩固治疗，直到现在，还针对季节进行一些预防性治疗。数年下来，彼此成了朋友。两位患者，一死一生。治愈的患者笔者接手时病情更严重；去世的患者误于针，一是冬天脱衣受寒伤阳于外，再扎针泄元于内，从而导致气阳大亏，气化失司而形成水肿，患者复找笔者治以汤药，元气有所恢复，此时不扎针还能活命，但患者还是继续去扎针，直到最后元气溃败而亡。

对于脉诊，是没有几个中医能过关的。面对患者水气凌心的心力衰竭，见弦紧有劲的脉象，很多中医师还误以为这是元气很足很好的脉象，不知已是危症。

笔者在脉诊方面，见四季脉反常不针、脉沉细弱无力不针、脉空大不针、脉浮散不针、脉革不针、脉芤不针，这些全是虚脉，再针只是更泄元气，反不利病情。治疗全以中药调养，待脉见实而缓和有劲，再针药结合地适当针之。

灸为火攻，见脉疾数不灸、脉弦劲有力不灸、脉浊舌苔滑腻不灸。这些主要是集中在有热有湿，因为灸有火毒，有内热再灸只会使热上加热，加重病情；湿阻的患者，用灸则会使体内的湿和火热之毒相合变成他疾。2017年周劲草小师姐告诉笔者，有一人在北京学习了1个月针灸的后去国外行医，给一个糖尿病水肿的患者温灸，造成灸疮不愈合而感染。这样的情况常有发生，时下乱用针的人不是很多，但乱用灸的人很多，总觉得艾叶烤烤，没有什么大问题。笔者就接手过数例慢性盆腔炎因误灸导致病情加重的患者。

针灸的补泻问题

对于治病，不外补和泻，不足补之，有余泻之。《黄帝内经》载"邪气盛则实，精气夺则虚""盛则泻之，虚则补之、陷下则灸之、不盛不虚以经取之"。《黄帝内经》中所讲的补和泻，是不单一指针灸的补泻。对于针灸的应用在于"不盛不虚"，也就是指在病情不是很严重，身体元气不是很亏虚的情况下应用针灸。因为病势不严重，稍泻则病去，因为元气不是很亏虚，所以病去不至于造成元气虚脱而治成坏症。

尽管针灸的补法和泻法如此神奇，但针灸的作用不外是调气，对元气是无直接补益作用的。朱丹溪认为"针法浑是泻而无补"，但笔者认为以调气来理解针灸较为合适。

说到针灸的补泻，现代中医药大学的教科书《针灸学》中总结了前人的补泻理论，有呼吸补泻、随迎补泻、手法补泻、时间补泻等内容。从理论上来讲，针尖顺着经气运行方向为补，逆之则为泻；手法方面，主要是以顺逆转针或刺激强弱、刺激时间长短为主来实现，如逆转针，长时间的刺激为泻，反之则为补。另外针对针的粗细方面，也有补泻之分。现代针灸名家贺普仁将针灸总结成"三通"，以针尖的粗细来实现泻邪的强度，针越粗，泻邪越强。如毫针细如毫毛，主要以调气为主；而三棱针则是直接在身体局部刺一个洞口来放血（在身体某个部位刺个洞放血，针灸学上称为"刺血"），放血治疗是针对邪气大盛，如高热患者在十个手指尖放血；腰扭伤在委中穴放血等。另外，拔针后快速把针口按住称为补；拔针时将针左右摇动，针口不按称为泻。

时间补泻方面要说一下，针灸学主要是研究人体气血运转规律的，人一天之中不同的时间内气血运转的经脉有所偏重。古人把 1 天分为 24 小时，分成十二时辰，十二时辰里，六脏六腑（脏还有心包，所以不单纯是心为一脏）的经络走向，按不同的时辰进行侧重区别，这就是中医学上有名的"子午流注"学说。如肝火上炎的咳嗽，治疗重点不在于清肺，而在于清肝，于是在肺气旺的时辰里针灸治疗在于清肃肺气，这是补；而在肝气旺时再刺肝经的行间、太冲等穴则为泻。这就是时间补泻。对于时间补泻方面，元代针灸大家窦汉卿等有很足的经验，现代针灸名家单玉堂也作了深入的研究。笔者看了很多这方面的内容，总的来说，不外是以五行相生相克来理解应用。而笔者对于时间补泻方面的理解，则有所不同。因为笔者考虑到更实际的问题，如吃饭后，不论是什么时辰里吃饭，胃里总是要有大量的血液来供应，哪怕是吃夜宵，胃里也一样要有足够的血液作为消化吸收提供胃的蠕动，怎么能以机械的子午流注来理解呢？难道在肝气旺时的半夜，其他经络就没有元气的存在了吗？外感高热，全身气血快速流动，难道还是局限于某一时辰里某经气元气在流动？这些问题是必须考虑的，书中的理论是理论，更要去考虑实际临床问题。

所以，对于针灸的补泻，补不是指对身体元气有直接的补益才是补，如人饿了，还是要吃饭的，不可能用补针来代替，因为针灸不可能对生命活动能量有摄入作用。所以补泻的问题就说明了在调气过程中，耗气少的称为补，耗气大的称为泻。在身体上扎个洞而不泄元气，这是不可能的，所以只能以元气的消耗大小程度来辨别补泻。就算不用针，用中药外敷或温灸，也一样不能对生命活动能量起到直接的摄取效果，所以针灸的补和内服中药的补，意义上是完全不一样的。

对于针刺的补泻，主要源于《黄帝内经》"岐伯曰：刺此者取之经隧。取血于营，取气于卫。用形哉，因四时多少高下。帝曰：血气以并，病形以成，阴阳相倾，补泻奈何？岐伯曰：泻实者，气盛乃内针，针与气俱内，以开其门，如利其户，针与气俱出，精气不伤，邪气乃下，外门不闭，以出其疾，摇大其道，如利其路，是谓大泻，必切而出，大气乃屈。帝曰：补虚奈何？岐伯曰：

持针勿置，以定其意，候呼内针，气出针入，针空四塞，精无从去，方实而疾针，气入针出，热不能还，闭塞其门，邪气布散，精气乃得存，动气候时，近气不失，远气乃来，是谓追之"的理论思想。另外《九针十二原》对于针刺的补泻写得也很精彩，"凡用针者，虚则实之，满则泄之，宛陈则除之，邪胜则虚之。大要曰：徐而疾则实，疾而徐则虚。言实与虚，若有若无。察后与先。若存若亡。为虚与实，若得若失。虚实之要，九针最妙，补泻之时，以针为之。泻曰，必持内之，放而出之，排阳得针，邪气得泄。按而引针，是谓内温，血不得散，气不得出也。补曰，随之随之，意若妄之。若行若按，如蚊虻止，如留如还，去如弦绝，令左属右，其气故止，外门已闭，中气乃实，必无留血，急取诛之"。虽说"若行若按，如蚊虻止，如留如还，去如弦绝"，且现在临床治疗上的针具也越来越细，但不论怎样补，对人体的物质能量还是无直接补益的作用。所以《九针十二原》也明确提出"以微针通其经脉，调其血气，荣其逆顺出入之会"，此为调气而已。

《黄帝内经》载："禀今夫五脏之有疾也，譬犹刺也，犹污也，犹结也，犹闭也。刺虽久犹可拔也，污虽久犹可雪也，结虽久犹可解也，闭虽久犹可决也。或言久疾之不可取者，非其说也。夫善用针者，取其疾也，犹拔刺也，犹雪污也，犹解结也，犹决闭也。疾虽久，犹可毕也。言不可治者，未得其术也。"这里明确地指出，针刺治疗在于"善用针者，取其疾"，此处的"疾"有人理解为快速的意思，也有人理解成疾病、邪气的意思。两者都有道理，针刺以速调气机，所以起效快，而从"犹拔刺也，犹雪污也，犹解结也，犹决闭也"判断，可以将"疾"理解为病邪。

在穴位上，补泻也有很大的区别。因为每一个穴位都有其特定的功能，如气海、关元、足三里等穴，传统意义上称为补穴，主要是因为小腹部的穴位能固摄元气；而足三里能促进胃肠的蠕动，利于肠胃对食物的消化吸收，所以这些穴位称为补穴。而十

针灸概述

宣、合谷、风池、内庭、行间等穴位，不论用什么补的手法和怎样细的针，也只有泻的作用。

于是可知，针灸的补泻问题，还要考虑到穴位的特异性，并不是所有的穴位用同样的操作都可以起到补泻的作用。针灸的补泻可以总结为以下几点。

1. 针体越粗、刺激越强烈、刺激时间越长，泻得越厉害；反之则为补。

2. 补泻是针对特定的穴位，而不是针对所有的穴位。

3. 针灸的补，代替不了药物的补（因为药食同源，中医药大学教材《中药学》所选用的中药里有1/3是食物，我们日常的食物也和中药一样具有五味四气，对身体的作用也不同，如西瓜寒凉，生姜性热），针灸的治疗在于调气，不具备对生命能量直接的摄取作用。

4. 针灸的补泻，很多时候是以泻为补，原理和"承气汤"一样，不外是去邪以减少能量的消耗，从而起到补的效果。

5. 针灸的补泻，在补方面主要起到调动气血的疏通、平衡身体气血的分布、促进食物（药物）的消化吸收作用，从而起到补的效果。笔者治病以汤药为主，但时常会嘱患者平时用手指或药物刺激某个特定的穴位配合治疗，不外是以穴运药，提高药物的治疗效果。所以笔者平时针灸取穴常是独取一穴，哪怕是要用针刺，也是两三穴就足够，最多不会超过四个穴位。

针灸的临床变通应用

针灸是外治法，包括了针刺、拔罐、温灸、刮痧、穴位用药等。对于这些方法，穴位用药和手指穴位按摩，是笔者应用得最多的方法。针灸的实用性在于随时随地都可以治病，人活着会到处跑，如野外游玩的应急治疗，针灸的变通应用，是可以救命的。

2010年，金华章某患肺癌找笔者治疗，章某告诉笔者早在检查出癌症4年前，背部就有一个痛点，笔者仔细摸了下，原来痛点刚好处于肺俞穴上。癌症是一种慢性病，此患者肺俞穴疼痛4年之久才检查出患肺癌。笔者开具运脾固肾、排痰化瘀的中药内服，考虑到冬天寒冷，脱衣服针灸易患外感，于是用狗皮膏药外敷肺俞穴，1次贴膏药24小时，隔12小时后，再贴。如此治疗3个月，肺俞穴的疼痛已消失，后来在吃中药的同时，嘱家属用手指不时按摩。先后治疗9个月肺癌痊愈（此患者检查出肺癌后就由笔者接手用中医治疗，笔者治疗过程中患者没有经过西医的任何治疗）。

对于用狗皮膏药外贴治疗代替针灸，这是源于吴师机的外治法。吴师机在《理瀹骈文》中载"外治之理，即内治之理。外治之药，亦内治之药，所异者法耳"。但因为考虑到皮肤的吸收问题，可用水煮药后热洗，主要是通过提高药的温度，应用于人体，人体局部的毛孔开泄，利于药物的吸收，因为局部的温度提高，有利于局部的气血通畅。如果没有提高温度，则可应用辛香气雄之药（如麝香、冰片等）药混合于其他中药中，以利于药物的吸收。根据不同的疾病，选择不同的部位（或穴位）进行贴敷治疗，配合内服药，能明显提高疗效。

现在市面上有风油精、白花油等中成药，主要成分是薄荷脑、冰片等芳香药，这些药具有辛香开窍的作用，如出行在外可用于应急。如风寒外感，可外涂于大椎、风池、风府等穴进行反复的揉搓，使局部发热，不一会儿微微出汗，风寒就散去。如见咳嗽，可加中府、云门、天突；腹泻加神阙、中脘；腹痛则可自膻中到中极穴整条任脉都涂些白花油或风油精，再把大椎揉搓发热，不到十几分钟就会排气，腹痛就消失了。

笔者近些年来持续熬夜写书，有时天气冷了受穿堂风着凉而头痛，先把头用热水烫一下，把额头皮肤上的一些污垢洗干净，再用生姜切片敷于额头上，不一会会有火烧一样的感觉，不到1小时头痛就缓解。这也是一种变通的温灸法。

对于治疗关节肿胀的类风湿关节炎，除了内服药外，用祛风活血开窍的中药煎汤泡手，泡手时水温为患者能承受的最高温度，3～5天就见疼痛晨僵等症状明显缓解，如果是靠服用激素控制疼痛的患者，还能在短时间使患者脱离激素治疗。笔者以内服药和外用药泡手治疗，对于僵肿的消失，效果非常好。治疗痛风见大脚趾肿胀也用同样的方法，比单纯服汤药的效果好得多。

另外在应急时，还可以用手指代针，对穴位进行按揉，笔者常嘱患者，在服药过程中，在相应的穴位上先涂点风油精再按揉，以提高效果。如胸闷腹胀，选内关、足三里；肩膀疼痛、偏头痛选外关、合谷；妇女痛经按揉内关、太冲、血海；外感风热选合谷、列缺、曲池、风池；肝阳上亢的高血压选太冲、行间、三阴交、内关；失眠选内关、三阴交、太冲、阴陵泉、照海。

对于这些应急手指按揉穴位时，力量可以大些，先在穴位上涂点药再按揉，按揉后再涂点，多能使病情得到快速缓解。

针灸是外治法，千万不要单纯地认为用针扎才是针灸，只要根据中医学的辨证论治原理，完全可以不拘一格地应用针灸理念来治疗。

针灸的配穴

针灸治疗，选药和配穴很重要，如果穴位选不好，往往治不了病，还会治出一身毛病。

配穴和中药的组方类似，可以把一个穴位理解成一味中药，数个穴位的组合，就是一个针灸处方。所以针灸治疗和中药治疗一样，首先在于辨证。

针灸辨证与中药辨证相同，不外是辨寒、热、虚、实、表、里等内容，所用的诊断方法也一样是望、闻、问、切等。所不同的是针灸治疗是采用人体的穴位和反应点进行刺激，调整人体的气机，使紊乱的气机得到正常的调整，从而达到治疗的目的。所以选穴配穴，一定是在辨证论治的基础上进行，而不是哪里痛扎哪里，也不是机械地背口诀就乱扎一气。如牙痛，有上牙痛、下牙痛之分，两者分别属于手阳明大肠经和足阳明胃经，疼痛原因有风火、胃火、肝火、肾虚水不润土等。治疗上，上牙取手阳明，下牙取足阳明，如果是风火得散，可选风池、外关；上牙痛得清泄大肠之热，可选手阳明的二间或曲池，下牙痛可用足阳明的内庭清泄胃热；肾虚得潜养，可选太溪养肾，再根据循经选择一个穴位，如太溪配合谷，太溪配足三里；肝火犯胃的牙痛可以取行间。所以辨证是选穴的前提，如果无针，可用手指按摩。

另外从配穴的具体方面来讲，教科书中讲到了有上下配穴、前后配穴、左右配穴、表里经配穴、同经配穴、同名经配穴。但说来说去，总的原则，多是以局部和远部相结合为主。局部选穴，指的是哪里不舒服就刺激哪里，以病变的部位为主，这是当前针灸治疗的最主要方法。这种局部治疗，对于关节痛等疾病，有较好的效果，如关节遇寒就痛，在疼痛的局部用艾灸、温针等治疗，大多灸 1～2 次症状就会明显缓解。如果肥胖者，到养生馆去刺激任脉的水分穴等腹部穴位进行减肥，这就很悬了，弄不好，减肥不成，反折腾出一身毛病来，所以要以辨证为前提。

如笔者治疗女性的乳房病，从经络上考虑是胃经通乳而过，所以治疗上笔者以取小腿处的足三里，和乳房局部的乳根穴，两乳间的膻中穴，还有背部的肺俞穴。因为来找笔者治病的患者，大多是药方开了就走，所以笔者大多嘱患者自己回去后用手指按摩，再在穴位上涂点风油精来刺激，虽说没有扎针的效果好，但

针灸概述

患者自己可以时常按摩，效果亦明显。治疗乳房病选肺俞，是源于《黄帝内经》中"诸气膹郁，皆属于肺"。肺主宣发与肃降，又朝百脉，所以选肺俞以调气。而膻中穴则是八会穴的气会，在膻中穴上涂点风油精一类芳香走窜的药进行按摩，可使胸中郁结之气机得以疏散。如果气郁日久，乳房结块，这是血行亦不畅，可加内关。有些患者，因为长期郁闷，已见化火的脉弦细偏数，可加三阴交、太溪以养下元。

所以配穴选穴上，没有特定性，是根据病情的变化而变化。如呕吐，病机是胃气上逆，多选内关、中脘、足三里为治。但江南多湿，湿邪之性黏滞，易使气机不畅，于是笔者还会在人中和膻中上涂白花油、风油精一类的外用药，特别是人中穴上用芳香走窜的药，气味很刺激，一吸到肺里，气机立刻为之疏畅。这是因为地域不同，气候差异的变化而针对性的变化。

诊断辨证是选穴的前提，有空多看名医的病案，这是关键。古代名医的很多医案写得很简单，针灸处方的原理分析方面存在不足。对此可选现代针灸名医的病案来学习，如陆瘦燕、贺普仁、王乐亭、郑魁山、邱茂良、杨甲三等名家，都有大量的经典病案留存于世，并且对于配穴处方都进行了很详细的解说。教科书的学习，只是对针灸学的一个大体了解，如果根据书中某型疾病用某穴对应治疗，这样机械地套方套穴，想要取得理想的治疗效果是很难的。

针灸的治疗规律

针灸，是指在身体某特定的部位用针刺和烤灼进行治疗的方法。针是指针刺法，灸是指烤灼法，因为烤灼所用之物以艾叶为主，所以又称为艾灸。不过针灸学上，把局部的刮痧和拔火罐也归于针灸学中。而对于按摩方面，因为有较复杂的手法，还有运拉等，已不仅仅是针对某一个局部的刺激，所以按摩并没有归纳到针灸学中。

要了解针灸，先要了解经络和穴位。

经络是五脏功能系统作用于身体的能量通道，五脏功能系统之间的相互关系，就是通过经络通道进行有机联系的。所以古人会说学医必要了解经络学说，要不起手就错，此话还是有一定道理的。穴位是经络上的某个反应点。经络学说是古人在长期的治疗实践中逐渐发现、总结、完善的，现在有些修道之人说经络学是练功返观得出的，这是一个笑话。《黄帝内经》里对经络系统已有较完善的阐述，而道教的创立是在汉代，时间上相差七百多年。也就是说在道教创立前七百年，就有经络系统学说，而且已经差不多完善了。所以关于经络学说是修道士内观得出来，这样的说法是不能立足的。孙思邈是一个专职道士，又精通中医，他的修道水平要比现在很多修行者深厚，可是笔者翻阅了《千金要方》和《千金翼方》都没有讲到关于经络学说是修道士内观得出来的内容。从针灸学的发展史上看，儒医的贡献远远大于道医。道医中，仅有孙思邈、王冰、葛洪等少数的大家。而儒医，则自宋代盛行，这不仅仅是对针灸的推进，还对整个中医学的发展起到了巨大的作用。

经络系统，有五脏（加上心包）和六腑各一经，加上任、督二脉，共十四经，这是针灸治疗的主体。经络是某一脏腑沟通其他脏腑的通道，所以该脏腑经络上的穴位都有针对该脏腑的功能进行调整的作用，某脏腑生病，在该脏腑相对应的经络上取穴治疗，中医上称为"循经取穴"，这是中医治疗上用得最广泛的取穴方法。

从经络的分布上来看，也很有规律，如肺和心（即心包）都处于上焦，而其相对应的经络都分布于上肢。而脾、肝、肾则分布在下肢。而经络上的穴位，也有一定的规律性。如肺经上的中府、云门等离肺很近的穴位，宣肺效果就要明显地强于太渊、鱼际等远离肺的肢端穴。肺主表，肢端上的穴位都有宣散气要的作用，如见肺热，取肢端上的穴位清肺热要比取胸部的肺经穴位作用要好。

所以理解穴位的作用，和理解中药一样，不能死背某穴治某病，而是要以五脏的功能为指导思想去理解。可以把十四经的穴，理解成为十四类中药，再去了解这些类别（经）的穴位都有哪些异同点。其实，全身的穴位，有两点是可以确定的，一是穴位的局部治疗作用，二是针对该脏腑的治疗作用。如足三里，在关节下面，局部可以治疗关节痛，而远部可以调理胃的功能。除此两点作用以外，再去了解一些穴位的特殊作用。这和理解中药是一样的，如辛温发散药，其共同点，都有祛散风寒的作用、都有升提气机的作用、都入肺经。但有些药物还有其特殊作用，如苏叶，还有运中化湿的作用；桂枝还有温经通脉的作用。

经络学说，还有一个很有意思的问题，就是任督二脉的问题。任脉统一身之阴，督脉统一身之阳。比如现在的针灸减肥，人的肥胖是因体内痰脂水湿过多，这些病邪是阴类之邪，因为阴物聚于阳气弱的部位，所以治疗上，会取腹部任脉的穴位治疗。另外，这些穴位还具有局部治疗作用，因为都处于人体的中部，处于气机升降之枢，这些穴位疏通开了，则水湿之邪易化。这和中药的健运脾胃化湿减肥的理论是一样的。

穴位，是有其特异性的，虽针灸书上写了很多关于补泻的手法，但有些穴位是无法补的，比如十宣、合谷、鱼际、曲池、风池等，不论怎么用补的手法，都是泄，不要指望在合谷上用补法可以起到补益的效果。如足三里、关元、气海等穴位，本身就具有补的作用（针灸的补，不是和中药的人参那样对气血可以直接的补益，而是通过调理身体气机的运转，使五脏气机得以纠正而补。所以笔者见患者脉弱无力，从不用针，而是用药补养），通过补的手法才能起到补的作用。所以一定要了解穴位的这些特异性问题。

人体是一个阴守于内，阳固于外的有机整体，无所将脱之人，得固阴以纳阳。小腹部的气海、关元诸穴，处于一身至阴之部位，在小腹处温灸，可以达到固纳阳气的效果，用于急救效果非凡。

阳主卫外，受寒则阳先受损，背为阳腑，于是治疗风寒外感，可取多条阳经的交汇穴"大椎"，还有处于背部膀胱经的风门等穴治疗。但风热外感，治疗上又不一样，热邪易伤肺、易逆入心包，于是治疗上就可取鱼际清肺热，心包和三焦互为表里，热在表在腑，可取三焦经的外关，肺和大肠互为表里，还可取大肠经的合谷。

手上肢端（手腕向肢端）的穴位，都有很好的促进气机宣散的作用。而下肢脚踝向下的穴位，都有促进气机向下降的作用。头顶的百会是诸阳之会，处于一身的最高点，有升提气机的作用。小腹的气海、关元可以固阴纳阳，起到收敛气机的作用。这是调理一身气机升降出入的大要。如温病高热，这是火热郁结不得宣散，可在十指尖（十宣穴）上刺血，往往西药的消炎止痛药控制不住的体温，能一刺而热退身凉。气机上冲逆，最急在于肝（因肝主升发），见肝阳上亢的眩晕头痛，可刺肝经的太冲、行间诸穴；有的患者会见肝阳和食滞相合化热，因胃为多气多血之腑，胃主纳食，所以还可再配合胃经的内庭；如果患者是因为肾虚无力制肝的上逆，可以配合肾经的太溪。这些脚踝以下的穴位，对于气机上逆方面的疾病，治疗效果非常好。如牙痛，因肾主骨，齿为肾之余，手足阳明经都循口而过，于是取大肠的合谷、胃的内庭、肾的太溪，往往是针下不到几秒钟，牙痛就见好转。脱肛是气机下降太过升提无力，可取百会。上面的病从下面取穴，下面的病从上面取穴，这种治疗，就是中医针灸学上所称的上病下治，下病上治。

时下的针灸师治病，主要以局部取穴为主，以治疗关节痛等肢体疾病为主。而针对内腑疾病的治疗，大多是用书中的歌诀，如"腹痛三里留、腰痛委中求"之类的经验用穴，或是教科书中所记录的证型用穴。但要做一个真正的临床医师，这些是不够的，还得在辨证论治的基础上进行选穴。2013年有位失眠患者，针灸治疗时取神门、通里、三阴交、风池、百会、太阳等穴位，效果平平。笔者见患者舌苔厚腻，这是中焦湿阻，治疗得以运化中焦为主，取内关、阴陵泉、足三里三穴，嘱患者自己手指用力按摩。另外再买点藿香正气水服用。针药配合，当天晚上就安然入睡。

由是知道，学习针灸，一定要先理解五脏六腑的功能和相关的诊断学内容，还有针灸治疗作用的规律和原理。

如月经病，治疗上多取脾经、肝经、肾经的穴位。这不外是肝藏血、脾统血、肾主生殖。三阴交是肝、脾、肾三经的交汇穴，但又是归脾经，所以治疗月经病多会取三阴交。但三阴交也并不是治疗一切月经病的唯一穴位，只能说比较常用。如瘀血痛经，平时可以自行按摩三阴交，而月经来时，可以强刺三阴交，能促进经血下排。还有血海，也是一个治疗月经病的要穴，瘀血闭阻的痛经，此两穴在月经来时强刺，有很好的止痛效果，还有很好的排瘀效果。瘀血闭阻的痛经，疼痛是因瘀引起，瘀去则痛止。很多所谓的妇科名中医，在月经期间都不敢用药，而笔者则觉得此时是攻瘀排瘀的最佳时机。平时用活血化瘀药，仅仅是内消，来得慢，行经期间通过月经直接把瘀血外排，这是逐瘀。消瘀和逐瘀，程度上是完全不同的。但逐瘀祛邪厉害，伤正气也一样很厉害，所以笔者如果针药配合来应用逐瘀，用药上会以大剂的补气固肾药为核心，把元气补着，再通过血海、三阴交强刺激逐瘀（笔者很少用血海穴，因为笔者不是医院针灸科的医生，给患者扎针时的场所也不方便叫患者脱衣服）。另外书中还说到血海穴可以治疗瘾疹，瘾疹是因为血滞不行引起的瘀热为患，血海通血，血通而热散，所以瘾疹得以治疗。这和中药活血化瘀治疗过敏是一样的，看到很多治疗过敏的药方，不外是大剂的凉血药，如生地、玄参，再加发散药，如荆芥等，患者服药稍见缓解，但停药又不能愈，不知这种治疗是强硬用凉血药冰伏瘀热之火邪，这是锅里水开了加凉水的治法。而活血化瘀，则是把锅下面的柴火撤掉的治法，意义大不一样。

针灸治病，效果是好，但也麻烦。急性病多能一次而愈，但是对于一些慢性病，是不可能治疗一次就好的，得重复几次。笔者是一个很懒得麻烦的人，一般都是嘱患者自己平时按摩，要么在穴位上贴敷药物，用药上得选择辛香走窜力较强的药。2010年，金华章某患肺癌，笔者当时在金华双溪路的老百姓大药房坐诊，给予患者中药内服，以肺俞穴上贴狗皮膏药的方法代替针灸治疗，独取一穴。当时金华老百姓大药房的很多员工觉得这样治疗是个笑话，但时间过去六七年，章某还是活得好好的。这种中药外贴的方法的确带来很多方便，如天气原因，身体躯干部位不方便脱衣服针灸；女性在很多场合不方便脱衣服针灸；还有很多慢性病需要持续刺激穴位，这些问题用中药外贴法都是很好的选择。对于穴位贴敷治病方面，李时珍、徐灵胎、吴师机、张璐、赵学敏、程鹏程等人都很有心得。如徐灵胎在他的《医学源流论》中有专门论述外贴治病的"薄贴论"；张璐的《张氏医通》中记载用白芥子外涂治疗哮喘、田螺加麝香敷肚脐治疗热闭、蓖麻子敷百会治疗产后子宫恢复不良等。这些名医中特别要说的是吴师机的外治法专著《理瀹骈文》和程鹏程的《急救广生集》。《理瀹骈文》是论述综合性的外治法，而《急救广生集》则是详细地记载了清代嘉庆前千余年的穴位贴敷治病的经验和方法，将古代医家的穴位贴敷法较完整地保存下来。

但不论是针刺、艾灸，还是穴位贴药治疗，都得以辨证论治为前提，这是关键。局部治疗取阿是穴是方便，对于局部疾病也

针灸概述

有相当好的效果，但治疗五脏六腑的疾病，如果不通过辨证论治，往往是起手就错。

针灸治疗，见效快，很多疾病，药还没煎好，通过针灸治疗，疾病已经缓解大半。但针灸治疗是一种调气治疗，直接通调身体的气机而起到治疗作用。这和情绪刺激的治疗一样，直通五脏，用对了疾病应手而愈，用不对，也是副作用巨大。笔者本想专门写一系列文章，把笔者针灸治疗的配穴选穴整理出来，但是又怕读者套穴乱扎。所以只能以这样的方式，把针灸的规律简单地说一下。

笔者是个比较大胆的人，以前因为在固定的地方坐诊，患者找笔者也方便，所以笔者开药方下药也重，治病见效也快。现在较忙碌，也没有在某一个固定的地方坐诊，所以开的处方就明显地和缓起来，因为药量大，虽说见效快，但是病情一变，就不再对证，副作用也一样的大。而针灸的副作用更大，慢性病又不可能一针就好，笔者又不可能时时陪在患者边上，故嘱患者自己按摩，或嘱患者涂点风油精，虽说效果和针刺不能相比，但是方便，副作用也小。这是一种临床治病的应变方式。

吴中朝教授是笔者针灸方面的师父，在师门里笔者可以说是小字辈，拜师半年多时间里，大多都会和同门师兄师姐们沟通交流。师门中人，大多是硕士或博士，学识要比笔者渊博，和民间针灸师的确是大不一样，这使笔者进步了不少。在此表示感谢。

针灸治疗的适应证

任何一种治病方法都有其长和其短，针灸也一样。

现在的中医很有意思，分科分得特别细，汤药方面分成各科自不必说，而对于针灸也是独立一科。很多针灸师不懂汤药，更不懂食物的五味四气等内容，但对于针灸又过分迷信，总觉得针灸是万能的，可以通治一切病，动不动就是以《黄帝内经》为话题，说什么古人是以针灸为治疗的主体，《黄帝内经》分"素问"和"灵枢"，素问中有很多针灸的内穴，灵枢更是被称为"针经"。面对这些问题，要从历史的角度来看，人对自然界的很多事物的认识是一个渐进的积累过程，而不是天生就懂得的。如在对食物和中药的认识上，也是一个漫长的过程才逐渐总结出来的。

从中国历史上来看，汉代大统之前，战争不断，百姓流离失所，没得吃，只好找野草吃，在寻找食物的过程中发现有些野草可以治病，有的野草有毒会毒死人，有的野草可以当食物，于是才把"药"和食物进行了区别。对于药，则以"毒药"称之，可见古人为了生存，因误食有毒的野草野果而死亡的例子很多。相对于有毒的食物吃了会死亡，并且没有急救方法，针灸治疗相对来说要安全得多，针灸治疗发展得比汤药好，这是正常的事。

到了东汉末年《伤寒杂病论》的问世，对疾病的治疗，就变为以汤药为主，可见随着人类对野草野果的认识，已经积累了很丰富的经验，对于食物的治疗作用和毒药药性方面的内容也积累了很丰富的经验。随着针灸治疗副作用的多见，人们认为中药治病的副作用要相对少些，并且很多常用的食物亦有很好的治疗效果。从《伤寒杂病论》中可以看到蜂蜜、百合、山药、粳米、葱、姜等，都是常用的食物，于是开始采用以中药为主的治疗方式，并且还对温灸在治疗过程中的不良反应进行了诸多条文的论述。这是历史发展的必然，我们要用历史发展的眼光来看问题，切不能以时下的流行理论来理解古人的思想。

针灸治疗的作用在于直接调理气机，所以取效甚速。但对身体的元气无直接的补益作用，所以针灸治病主要针对的是一些急症或病情顽固的疑难病。

对于急症方面，如疼痛、发热、中风、虚脱等，针灸治疗效果显著。看起来针灸能攻能补，但从实际的临床上来看，针灸的

针灸概述

攻病和补虚都在于以时效性为主。如疼痛，虽说一针扎进去疼痛就能止住，但这并不能说明疼痛就治愈了，过些时间还是会复发的。中国患者判断医生水平的高低，多数以医生在治病过程中对不舒服症状的缓解速度来衡量，同一个症状缓解，张三治疗用了5天，而李四治疗用了1天，就觉得李四很神，而张三无能。要知病情有千变万化，症状的缓解并不代表疾病已经治愈。患者如遇一针而见速效之人，则认为更是神上加神。所以针对针灸治疗，一定要考虑到疾病的整体性问题，一个医者切不能被患者的一些声音所左右。

针灸治疗用于急症方面，效果理想，如风寒外感，汗不出，只要温灸大椎，多能汗出而寒散，但汗出之时，也要考虑到气郁汗散，必定会伤及元气。所以《伤寒杂病论》中的麻黄汤用桂枝和炙甘草，辛甘化阳以扶体内阳气。所以，对于针灸治疗外感后，有必要考虑元气的亏虚问题而进行适当的补益。针灸治疗症状缓解后，一定要考虑到疾病的善后问题。

另外对于虚证方面的应急，如中风脱证温灸小腹部的关元、气海等穴，效果的确非常好，但这是针对人体元气固涩一下而已，并不是说温灸小腹就能直接补充元气，而是及时固住外散的元气。真要治疗还得通过汤药来补益，所以，对于虚证的治疗，针灸是有很大的局限性的，但应急之时，的确要比汤药迅速。

对于慢性病方面，如果病邪顽固，汤药有时难以取得理想的治疗效果，有必要配合针灸进行治疗。比如中风后遗症患者半身不遂，病情多见元气大亏，但经络上的瘀血、气滞、痰阻等病邪很顽固，中药处方虽开得很合理，但效果常常不见得那么理想。此时可以配合针灸治疗，可明显提高治疗效果。还有风湿性关节炎，也是局部病邪很顽固，配合针灸治疗，也是很好的。

另外，治疗虚损性疾病，并不是针灸的专长，因为针灸对元气无直接的补益作用，所以《伤寒杂病论·血痹虚劳》《理虚元鉴》

《慎柔五书》《不居集》《虚劳要旨》等专著，几乎都不讲针灸治疗。还有《古今医案》《古今医案按》《名医类案》等书籍中，针对虚证的治疗，都是以汤药和静养结合治疗为主体。

金元四大家的李东垣，他所写的书籍，主要也是讲述汤药。要知李东垣可是一位针灸大家，关于他在针灸方面的内容，明代高武在《针灸聚英》里有大篇幅的论述。而金元四大家的另外几家，张子和的《儒门事亲》中记录了大量刺血的病例、刘守真的书中也记录了很多刺热泄热的针灸病案、朱丹溪更是直接地说针有泄无补。他们都是精通针灸和汤药的大家，临床经验非常的丰富，从中可见针灸治疗的适应证，一在于攻病，二在于应急。

针灸的治疗原理

《素问·调经论》中有"帝曰：人有精气、津液、四肢、九窍、五脏十六部，三百六十五节，乃生百病，百病之生，皆有虚实。今夫子乃言有余有五，不足亦有五，何以生之乎？岐伯曰：皆生于五脏也。夫心藏神，肺藏气，肝藏血，脾藏肉，肾藏志，而此成形。志意通，内连骨髓而成身形五脏。五脏之道，皆出于经隧，以行血气。血气不和，百病乃变化而生，是故守经隧焉。"又有"帝曰：夫子言虚实者有十，生于五脏，五脏五脉耳。夫十二经脉皆生其病，今夫子独言五脏。夫十二经脉者，皆络三百六十五节，节有病必被经脉，经脉之病，皆有虚实，何以合之？岐伯曰：五脏者故得六腑与为表里，经络支节，各生虚实，其病所居，随而谓之。"

以上说明了人体由五脏系统组成，身体上的经络是脏腑气机运转的通道（经隧），所以针灸相应经络上的穴位，就能对此脏系功能进行调整。从而起到治疗疾病的作用。

针灸概述

人的生命在于五脏对气机的升降浮沉的运转，促进物质在三焦里进行交换转化。可见人是一个由五脏功能系统组成的有机整体，分布于身体上的经络，也是根于五脏，所以五脏之病，可以表现在经络上；治疗五脏的疾病，也可以通过刺激经络穴位达到治疗效果。

其实，说通俗点，人是一个管道，从口到肛门是管道的内壁，身体的体表是管道的外壁。内服药食的治疗是通过内吸收达到对身体的治疗，而针灸（包括按摩、刮痧、药浴等）是通过外在的治疗（很多局部针刺也是对身体局部的治疗）达到对身体的治疗。比如吃汤药治疗皮肤病是通过内治而达到外效；针刺治疗腹泻，是通过外治而达内效。起效的物质通道就是三焦和经脉。

但自《黄帝内经》起，历代医家都对针灸提出了很多禁忌，特别是对于虚证方面都很少用针，可见针刺治疗，在于对身体气机的疏通调整而已，虽说针有补泻，但这只是针对调整气机的强弱，并不在于针刺对人体内的能量可以起到直接的补益作用。就算是针对元气虚脱的灸气海、关元等穴的治疗，也只不过是固摄元气，不使元气快速外漏，而不是补益元气。

从针灸治疗的作用来看，主要是祛邪、疏通、调整上下、左右、内外气血分布、导引气血达病所、固摄气机等方面的作用，并且是在身体有足够元气的基础上进行，如果身体元气亏虚达到无气可运的程度，再高明的针灸师也是空谈。所以《黄帝内经》中有"凡刺之真，必先治神，五脏已定，九候已备，后乃存针，众脉不见，众凶弗闻，外内相得，无以形先，可玩往来，乃施于人。人有虚实，五虚勿近，五实勿远，至其当发，间不容瞚"。

有些专业的针灸师，为了强调针灸的效果，于是强行说针灸的辨证和治疗与汤药不一样。还列举了经络辨证，这是不同于汤药的辨证。要知，针灸的辨证与汤药的辨证是一样的，针灸与汤药不外是治疗手段不一样而已。如某女，因吵架见会阴胀痛不已，这是气机郁滞清阳失升，笔者嘱患者吃 2 小包小柴胡颗粒，不到 1 小时疼痛就缓解。某男，长期在水边作业，见两小腿胀痛，某针灸师谓为膀胱经受阻，于是针承山、委中等穴，无效。虽是小疾，但患者长期受此累，一次听别人介绍带小孩特来找笔者治疗感冒，患者问起小腿胀痛如何治疗，笔者见患者原来的汤药处方不外是威灵仙、独活、木瓜、红花、当归等药，以祛风湿活血为治，针灸则是选择膀胱经。笔者笑笑对患者说："你这是湿邪阻滞，吃点薏苡仁汤就会好的。"于是患者服用薏苡仁汤数日而疼痛止。

所以对于经络辨证，也不是单纯地通过经络看疾病，而是要从人体的整体性来理解。根据身体某处出现一些疼痛点、麻木、结节、肿块等，如处于某脏腑的经络上，多和此脏腑有关系，这并不能说明针灸的辨证和汤药的辨证不一样。

针灸的治疗原则

针灸治疗的原则和汤药一样，也有不足补之，有余泻之，寒则温之，热则寒之，升则降之，陷则举之，闭则散之，散则收之，瘀则通之。只不过针灸治疗是通过刺激经络和穴位来调整气机。

朱丹溪说针有泄无补，这是有一定道理的。不足指的是元气亏虚，要用针灸起到对身体的补益效果，并不是针能直接对身体提供能量，而是通过针灸的刺激，调整脏腑的功能，促进人体对食物的消化吸收和利用，从而达到补益的效果。如果人体的元气亏虚到很严重的程度，是不适合再用针的，再用针只会使元气更加亏虚。古人对针刺祛邪是很小心的，如《黄帝内经》载"帝曰：神有余不足何如？岐伯曰：神有余则笑不休，神不足则悲。血气未并，五脏安定，邪客于形，洒淅起于毫毛，未入于经络也。故命曰神之微。帝曰：补泻奈何？岐伯曰：神有余则泻其小络之血，出血勿之深斥；无中其大经，神气乃平。神不足者，视其虚络，按而致之，刺而利之，无出其血，无泄其气，以通其经，神气乃平"，"岐伯曰：气有余则喘咳上气，不足则息利少气。血气未并，五脏安定，皮肤微病，命曰白气微泄。帝曰：补泻奈何？岐伯曰：气有余则泻其经隧，无伤其经，无出其血，无泄其气。不足则补其经隧，无出其气"，"岐伯曰：血有余则怒，不足则恐，血气未并，五脏安定，孙络水溢，则经有留血。帝曰：补泻奈何？岐伯曰：血有余则泻其盛经，出其血；不足则视其虚经，内针其脉中，久留而视，脉大疾出其针，无令血泄"。

以上说明了神、气、血的有余不足之补泻。但可以看出，所描述的有余较严重，而不足则病情还是较轻的。神之有余则"笑不休"、气有余则"喘咳上气"、血有余则"怒"。但就算是有余之邪用泻法，也是很小心，可见治疗上不是一针而愈，也得有一个过程，时时少泄之，比如一个"笑不休"的患者，在小络上刺血少许，是不可能一针而病愈的。时下很多患者认为针灸很神秘，觉得治疗上总是一针而愈。但这个"愈"是指病情全好，还是暂时性的缓解，值得思考。

很多医生为了宣传自己，经常用"一剂愈""三剂愈""数针而愈"等来形容自己的技术高超。身体强健的人患外感病，是能做到一剂药而汗出热退，但对于很多慢性疑难病患者病重而体弱，攻病则损元气，补益则无功，这样的情况临床上是很多见的。特别是时下中医处于尴尬的境地，小毛病是不会找中医治疗的，都是先去大医院找西医治疗，西医无法解决了才会找大医院里的中医专家，直到中医专家都无法解决了，才会找民间的中医试试看。所以民间医生所接手的患者，大多是病情严重，身体亏虚明显。这样的患者，要三五下就治愈，是完全不现实的。如子宫腺肌病、偏头痛等疾病，发作时的剧烈疼痛是能做到一针而疼痛马上缓解，但不可能一针而愈病。

比如中风患者"血之与气并走于上，则为大厥，厥则暴死，气复反则生，不反则死"。这是很危急的险证，虽说上大实，根源还是在于下大虚，导致阳气无根而向上浮越，治疗上在于急降其气。汤药上可以用承气汤泄而降之，针灸可取足上的太冲、内庭等穴刺血泻而降之。而对于白带量多、脏器下垂、腹泻等疾病，在于气机下陷，则可取头顶上的百会穴升提之。这是针灸的上病取下、下病取上的原则。而有的患者左半边身有疾病，可针右半边身体，这就是左病取右、右病取左。这就是《黄帝内经》中说的"身形有痛，九候莫病，则缪刺之痛在于左而右脉病者巨刺之"。其实就是"移气于不足，神气乃得复"。

所以不要哪里不舒服就针哪里，针局部治疗效果往往不太理想。

治病之要，在于审病情的标本缓急。病标急在于急治标，病本急在于急治本。如高热、风中闭证等急症，治疗在于急泄病标；如元气脱散，治疗在于急固气补益。

另外人有高矮胖瘦之分，身体元气有虚实各异，同样的疾病，针灸治疗的效果也不一样。如《黄帝内经》所载"刺布衣者，以火焠之；刺大人者，以药熨之"。

总的来说，针灸的治疗原则以补虚（对于虚证，笔者觉得还是药食为补，针无补益之能）泻实、三因制宜（要考虑因人、因地、因时的变化问题）、标本缓急要有针对性。

针灸忌宜

世上任何一种治病方法都不是万能的，都有其长短，针灸也一样，临床应用上也有所忌宜。我们知道中医针灸基础理论源于《黄帝内经》和《难经》，从中看到了针灸的治疗作用，也看到了

针灸概述

针灸治病的不足之处。

　　针灸分针刺和温灸，但是很多情况下是不适合针灸的。《黄帝内经》载"阳形不足者，温之以气；精不足者，补之以味""阴阳气血具不足，勿取以针，而调以甘药是也"，而《难经》对于五脏虚损的治疗，也不用针灸，而是用药补。如损肺应"益其气"，损肾应"益其精"，损肝应"缓其中"。《伤寒杂病论》里很多地方提到了"当刺""可刺""宜针""刺"等条文，把这些条文整理在一起分析比较，针刺治疗，主要集中在三阳热证、妇科的热入血室、脖子强痛、下利脓血等方面，这些证候都是实证。金元四大家的朱丹溪，更是明确提及"针法浑是泻而无补"。明代名医汪机也说"元气未伤而邪气轻浅，可用针刺除之；若病邪较甚，元气已伤者，则决非针所能治"。

　　元气亏虚之人，补益当用有气有味之物，才能对身体的元气进行补充，而针灸之用，全在调气。所以虽说针灸手法上有补泻，并不是指针灸对人体的元气具有直接的补充作用。就算是元气将脱，温灸小肚子以急救，也只不过是使元气不至于很快外漏，而不是温灸小肚子可以直接补充能量。但温灸小肚子把元气固着不外漏，人不至于速死，才有机会通过服药调补。比如人饿了，全身没力气，这是身体内的能量不足，此时不是用针灸的某个穴位刺激来补充能量，而是要通过吃饭才能使能量得到补充，这是最粗浅的道理了。所以病者切勿被一些民间针灸师的夸夸其谈所误。

　　有人认为针法不易操作，而选择温灸。温灸也一样有很多的禁忌。如《伤寒杂病论》中也多次提到"可灸""当灸""灸之""熏之""灸"等方面的内容，另外还有提到"火逆""火劫"等误用温灸带来的副作用，如"火气虽微，内攻有力，焦骨伤筋，血难复也"。《伤寒杂病论》中所讲到误灸造成的副作用，甚至"促命期"的严重后果，但主要是针对温热病、胃热症（内实热很严重）、湿家身烦疼等证候。

当前治疗温热病的主要手段是以西医的抗生素、激素等为主，用温灸来治疗很少见。但体内湿邪严重的患者用温灸会造成疾病的复杂性，这是很普遍的。比如痛经，很多妇科痛经的患者，都见舌淡暗，苔滑腻的阳虚湿阻之象，医生都会说这是"宫寒"。中医治疗上，有的用温热药治疗，有的用温灸来治疗，效果都不好，并且反成湿热闭结，宫寒没灸好，反灸出妇科炎症（吃温热药也一样，只要有湿，药不能过温，一定要在化湿的基础上加用温热药，要不，药热会和体内的湿邪相结合成为湿热之邪）。

寒证用温灸，这是常态，但除了上述的湿邪闭阻之外，还要看是不是有瘀血闭阻。血遇寒则凝，阳虚之人多有瘀。瘀血闭阻的脉多见涩脉，但有的人涩脉并不明显，或很多中医师不会诊脉，也体会不到什么是涩脉。此时看舌和面色很关键。瘀血之人，面色多暗（这种暗的面色，与被太阳晒黑的面色不同。被太阳晒黑皮肤是黑得发亮，而瘀血的暗是沉暗、萎暗，患者不仅见面暗，还并见于患者的精神面貌不佳）。瘀血内阻的舌面常见黑色的瘀斑，瘀斑越多，说明瘀血越严重。如中风患者的康复期，半身不能动，此种患者多见舌面上已不是星星点点的瘀斑，而是整片的瘀青，这说明了瘀血很严重。所以对于瘀血很严重的患者，邪气过实，治疗上还得以逐邪外出为上，而不是通过温灸就能解决。

逐邪之法，从针刺方面来说，不外于刺血（在身体某一特定的部位用较粗的针刺个洞，再挤压出血）。刺血治疗，金元四大家都很拿手，并且各具特色。张子和主张攻邪论，他的刺血是最猛的，一般以合、升或斗来定放血量；刘守真的刺血多在外感热病方面；而李东垣的刺血则较复杂（很多民间中医师，书没看几本，弄个成方套方治疗，一听到李东垣就谓是"补土"，要知李东垣亦是一针灸大家）。

从针刺祛邪方面来说，其祛邪的强弱程度主要取决于针的粗细、刺激手法的强弱、时间的长短。这方面的操作理论，现代针灸师贺普仁总结为"三通"。针越细，刺激手法越缓和，时间越短，祛邪效果越弱；而针越粗，刺激手法越强，持续时间越长，祛邪效果越强。而放血则用大号粗针（针灸上常用三棱针，而笔者平时放血治疗不多，有时到医院会诊应急，多用输液用的大号针头，平时随车带的针是用偏粗点的毫针，笔者一般只带两种针，1寸和2寸的，因为应急时，多取四肢和头面，针不要太长），刺个洞以后用手挤压，如果不方便挤压的部位（如治疗瘀血腰痛不能动的委中刺血，委中穴不好挤压），可在上面再拔罐，方便出血。十宣放血，就很方便了，刺一下，挤捏一下就是。

刺血伤元气，这是必定的，所以见病邪盛大用刺血之后，一定要调补元气。笔者曾接手过一些关节痛用小针刀治疗的患者，身体亏虚得一塌糊涂，有的患者几乎摸不到脉。这就是小针刀治疗时，用很大的粗针在局部把粘连的组织分离，这可是一个小手术，千万不能单纯地看成是针灸问题。小针刀的治疗和针灸的治疗有本质上的区别。金华有个人，用小针刀治疗疼痛，笔者特意去观望过，医生先是在局部打麻醉药，消毒后用直径1毫米左右，4～5寸长的针，在局部每间隔1厘米左右刺1针，再在针尾绑上艾叶烧。结束后消毒，再给患者配3～5天的抗生素口服。很多脾本就虚寒的患者，经过这样的治疗，胃口都不见得好，人也显得没精神。所以通过小针刀治疗后的患者，健脾补气、通调血脉很重要，因为这的确是一个小手术，比普通的针灸损伤元气要严重得多。

所以笔者施针之前，必定要诊脉，见脉沉弱无力，不针。如果病情危急，自当别论，但也是针药结合，针后急服补益固气药。2015年春天，笔者在横店义诊时，东阳人民医院有个83岁的老人中风。脉见沉弦而数，但脉弱无力。患者在昏迷之中，笔者见其为高年之人，元气亏虚，但又不得不泄逐为治，于是先针足三里（两侧）得气后留针，再针内关得气留针，最后再在行间刺血。足三里疏通脾胃，是普遍应用的强壮穴，先针足三里，可以调和中焦气机，气机下降的通路得以畅通，又可托着元气，使行间刺血不至于一下子造成元气脱陷。患者应针而醒，开了个补气健脾、化痰通络的中药方进行调治。在横店上班时，边上还有一名张医生，他是民间的气功按摩师，治疗的方法主要是取反应点，并且用按摩器具，力度很强。记得一次，有位患者在按摩时突然见全身冷汗不止晕了过去。笔者急跑过去，一把脉，脉象几无。问张医生按摩患者哪个部位，告知是按摩脚背，手指一指，原来是太冲穴。用针刺太冲，治疗急性腰扭伤或腰痛，的确有一定的效果，但如果患者素来就是阳虚气陷之人，此穴一刺激，必定会造成阳气急陷见人昏迷。笔者当时急用两手拇指用力点人中和百会，不一会儿患者苏醒。

　　针刺泻邪，虽说会损人体元气，但也不是说久病都不可刺。如《黄帝内经》中"久痹不去身者，视其血络，尽出其血"提出了刺络出血以治疗气血闭阻的病证。《黄帝内经》中论刺血方面的内容很多，看其所治疗的作用，一是泄热，二是活血祛瘀。泄热方面，如有五脏热等方面，五脏热只要刺其原穴就可。但瘀血方面的确是一大问题。如脑中风的实证，现代医学上讲是脑血栓引起，但从中医角度上来看，这是气滞血瘀于脑络，肝为气机升发之门户，所以治疗上得平肝降气，可用太冲刺血或毫针强刺激，再配合委中刺血，临床应用于急救，效果很好。如果是心脏病的瘀血闭阻，见心绞痛、心悸、面青肢冷等情况，可选内关和阴郄，但不要刺血，先用强刺激半分钟，再留针，过会再刺激，这样反复行针，多能缓解。如果是四肢的瘀闭疼痛不已，可以从疼痛的局部或边上穴位进针，用泻法，且要久留针，这才能达到止痛效果。比如痛风发作的疼痛，止痛效果不错，但要治病根，还得内调中药，五脏平衡痛风才能从根本上得到治疗。如女性宫寒痛经，或瘀阻化毒的痛经，都可选用血海、地机、三阴交等穴应急止痛，如果是宫寒在进针得气后在针尾加温灸；如果是瘀阻日久化热毒，则直接用强刺激泻法来治疗。如见肺热咳血，此时考虑的不是止血，而是清肺，可在孔最、鱼际刺血，或毫针反复行针泻热。以前在金华时笔者很活跃，曾有一酒友喝高度白酒太过，见吐血咳血，笔者用手点穴强刺激鱼际、合谷、内庭，效果亦显。

泄邪是应急而用，切不能久泄。对于治病之要，泄邪方面，张子和、孙思邈这两位医家很有特色。但笔者治疗肿瘤方面的泄邪，多取法于孙思邈。张子和的治疗方法的确太过猛烈，但我们可以学其思路。

对于温灸方面，笔者几乎不用艾灸，因为考虑到局部一个点的温灸，是局部灼热，而边上则寒。如有些女性温分水等穴减肥，穴位上的一个点的温度很高，但是实行温灸时，很多人不注意室内气温的高低，如果气温过低，反而易受寒外感。所以笔者对于温灸法，多用生姜切片，用胶布固定，一次贴敷 12 小时，这样缓和的刺激，对于虚寒性的疾病又方便，效果也很好。

时代变了，人们的体质也变了，很多古人所说的治疗方法在这个时代并不适合。比如张子和的攻邪治疗，如果是在这个时代，早就被以医疗事故的理由抓起来了。所以学习针灸，一定要与时俱进，随着社会的时代背景变化而变化。

《黄帝内经》中说"故养神者，必知形之肥瘦，荣卫血气之盛衰。血气者，人之神，不可不谨养"。针灸只不过是调气而已，有邪莫泄太过，以防正气过耗而变生他症。

针药的结合问题

针灸是外治法，吃药是内治法，本文所说的针药结合，指的是外治法和内治法的结合应用。"针"主要指的是针灸，但不是单纯指扎针，而是指整个外治法。

"针药二途，理无二致"。虽然对于治病的方法有区别，但治病的原理是相同的。内服药治疗疾病，不可能见阳虚湿阻用清热养阴法去治疗，而是应用温阳化湿为治疗大法。而针灸等外治法也一样，主要在于刺激具有温运祛湿的穴位，而不是刺激泄热的穴位。这是指针药结合的一个大体方向性，但疾病是千变万化的，很多疾病的病情往往是寒热虚实同时存在，治疗上也不可能单纯应用某一种治法，而是针对疾病的复杂性，进行针对性的选择。

对于针药结合的应用上，有先针后药和先药后针的区别。

因为针灸治疗，对于缓解疾病的症状较快，对于急性病的应急治疗，往往中药还没有煎好，一针下去，症状就缓解。比如疼痛，且不要说煎中药得有 1～2 小时的过程，吃到肚子里还要消化吸收才能起到治疗效果，哪怕是西药的止痛药，要发挥药效，也一样是先通过脾胃的消化吸收才能起到治疗效果。而针灸则不一样，往往痛随针止，这对于解决患者的痛苦很方便快速。而中药的服用，则是针对针灸治疗缓解症状后的巩固治疗。

所以，先针后药的应用，旨在用于患者元气亏虚不严重，病情症状明显（或邪气大盛）的情况。因为针灸的治病原理在于调气，是调动人体的精气才能起到治病的效果，如果元气亏虚，无气可调和各种虚损病，是不适合扎针的，但可以通过局部外用药，通过药物来刺激代替扎针，虽说效果不如扎针来得迅速，但刺激的时间长，作用持久，也是不错的方法。而从疾病的角度上来看，如外感发热这些急性病，扎针泄邪自然来得快，但对元气的耗损，以及病情缓解后的余邪清除、身体能量的补养等，还要通过内服中药进行综合治疗为好。另外还有很多症状较明显的慢性病，是一个长期积累形成的漫长过程，如心绞痛、中风、子宫腺肌病的小腹疼痛等疾病，而不是和外感一样是时邪，所以这类久病患者身体都有精气亏虚的同性，扎针治疗缓解症状，只是疏调气血，但对疾病的本身来说，并不是疼痛消失就说明疾病痊愈，还得通过内服药的结合一起治疗，这样才能把疾病真正治愈。

患者是很健忘的，生病了只关心症状的缓解。这次症状缓解了，就算了，不再治疗了，下次复发再治，再反复又再治。有很多患者找笔者治病，症状缓解后，嘱患者再服用中药一段时间以巩固治疗，很多患者反而觉得医生是为了卖几剂药多赚些钱。所以对于症状缓解后再巩固治疗的医患关系，也只有针对家里的亲人和真正信得过的患者。

先药后针的治疗，主要在于针对患者元气亏虚，病邪较盛的疾病。因为患者元气亏虚无力运针，扎针的效果也不理想（针灸治疗，气至才能起到治疗效果，气不至是不能起到治疗效果的，气不至的一个主要原因就是元气亏虚，无气可调），所以先通过中药内服，攻补兼施，使元气逐渐恢复，同时抑制病邪，等到元气恢复到可以用针之时再在服药过程中配合针灸，使病邪能得到快速理想的消除。如癫痫、帕金森等慢性病，元气大亏和邪气大盛同时并见，特别是一些病程数年或十余年的患者，没有哪个患者还元气充盛的，医者急于建功，病者为了速效，动不动就是扎针猛攻，这样的治疗，往往会治成坏症。如果是一个经验丰富的医者，在治病过程中不会为病的急功近利所动，先通过补益元气，化痰通络等方法治疗，使病情得到较好的控制，元气也得到较好的恢复，再结合针灸参与治疗，就能把疾病治得很好。

笔者从临床治疗上来看，先药后针，针对元气亏虚，痰瘀阻络的疾病，效果最理想。痰瘀阻络方面的疾病，都是集中在慢性病中，特别是神经功能的恢复，中药的治疗效果，到了后期并不是很明显，但通过针刺结合，效果就明显提高。有的人说中医对神经不可能修复，主要是此人还不了解中医，也没有见到真正能治病的中医而已。针药结合在治疗元气亏虚、痰瘀阻络患者的神经修复方面，是大有作为的。

先药后针的应用，笔者还会通过穴位刺激的方式来运药。吃了中药以后，必然要通过脾胃的运化才能起到治疗效果，于是有人会想到用中脘、足三里等治疗脾胃的穴位来运药，这仅是针对药的消化吸收而已。笔者要说的以针运药，指的是通过特定的穴位刺激，使中药能更好地作用于疾病。如治疗更年期妇女的肩膀疼痛（俗称五十肩），因为更年期的女性精血大亏，肩膀的疼痛主要原因在于肩膀失于润养，如果用独活、羌活、威灵仙等祛风止痛的中药来治，反而使血更燥，哪怕在短时间内对局部的疼痛有所缓解，但是对患者的整体性来看反而是祸害。针灸治疗，如果仅仅是针对肩膀局部的肩贞、肩髎、肩髃等局部穴位刺激，效果也不理想。笔者针对以虚为主的疼痛，内服药以补益气血为主，疏通脉络为辅。服药后1～2小时，再针外关一穴（如果疼痛严重的再选合谷），得气后，不断的转针刺激，嘱患者同时配合扭动肩膀，往往扎针1次就能使疼痛基本缓解或消失，而单一的服中药，则达不到这样的效果。

针药结合，治病方能得心应手。局限于某一偏方，或什么祖传秘方之类的，或拿着一本《伤寒论》，场面上夸夸其谈什么"方证对应"效果如何如何等等，要应用到复杂多变的疾病时，自然是力不从心。而某一针灸专业的医者，过分迷信针灸的神效，也很难应付复杂的疾病变化。

针灸概述

针灸治法与处方

　　针灸的治疗和处方学，最早可追溯到《黄帝内经》，如《素问·水热穴论》载"帝曰：夫子言治热病五十九俞，余论其意，未能领别其处，愿闻其处，因闻其意。岐伯曰：头上五行行五者（督脉在中，两边各两行太阳膀胱经），以越诸阳之热逆也，大杼、膺俞（中府）、缺盆、背俞（风门），此八者，以泻胸中之热也。气街、三里、巨虚上下廉，此八者，以泻胃中之热也。云门、髃骨（肩髃）、委中、髓空（横骨），此八者，以泻四肢之热也。五脏俞傍五，此十者，以泻五脏之热也。凡此五十九穴者，皆热之左右也"。另外本篇还讲到水病的五十七穴治疗，这是针对某一疾病的腧穴治疗归纳，类似于现在的大型处方学。

　　而《灵枢·五邪》载"邪在肺，则病皮肤痛，寒热，上气喘，汗出，欬动肩背。取之膺中外腧，背三节五藏之傍，以手疾按之，快然，乃刺之。取之缺盆中以越之。邪在肝，则两胁中痛，寒中，恶血在内，行善掣，节时脚肿。取之行间以引胁下，补三里以温胃中，取血脉以散恶血；取耳间青脉，以去其掣。邪在脾胃，则病肌肉痛，阳气有余，阴气不足，则热中善饥；阳气不足，阴气有余，则寒中肠鸣腹痛；阴阳俱有余，若俱不足，则有寒有热，皆调于三里。邪在肾，则病骨痛阴痹。阴痹者，按之而不得，腹胀腰痛，大便难，肩背颈项痛，时眩。取之涌泉、昆仑，视有血者尽取之。邪在心，则病心痛喜悲，时眩仆，视有余不足而调之其输也"。这虽说的是五脏邪气的针刺治疗，但已是较细致的辨证治疗学了。"邪在肝，则两胁中痛，寒中，恶血在内，行善掣，节时脚肿。取之行间以引胁下，补三里以温胃中，取血脉以散恶血；取耳间青脉，以去其掣"。不仅明确了处方选穴，还解释了处方的意义，这些内容为后世的治疗处方开了先河。

《针灸甲乙经》详述了几十种疾病的治法和处方；《千金方》有十三鬼穴处方。另外《席弘赋》《百症赋》《玉龙歌》《肘后歌》等文献，都有大量的配穴处方，这些处方有一单一穴取，有的两三穴合用，这类似于汤药方剂学的"当归补血汤""六一散""玉屏风"等小型处方一样。这些配穴处方，有些类似于草药方面的偏方一样，而有的则是有根植于深厚的中医医理，这些内容为中医针灸处方学奠定了基础。

疾病治疗的次序是理、法、方、药，针灸也一样，根于医理，通过诊断确立治疗方法，再选穴处方（其实西医的治疗也一样，不外是西医以西医的理论用西药而已），所以学习针灸的治法和处方，必定是在深厚的中医基础理论上进行，而不是去背处方。

人生病是因气机的升降出入失衡，针灸治疗在于调气纠偏，如气机升发（阳气过亢）太过，则取穴以降气；降太过（气机下陷）则补而升之；出太过（元气外散）则以收敛固气；气机闭而不出则用宣散。气机郁滞不畅，有痰、瘀、食滞等病邪，则消之。其治疗原理和汤药一样，只不过是针灸用腧穴激发人身体内在的元气以治疗。

降 气 法

降气法，是主要针对气机上逆的治疗。但气机上逆有虚有实，虚证在于肾精亏虚引起的虚阳上亢，实证在于邪气闭阻经脉，上焦浮阳不能下潜。但病情总是纯实纯虚少见，而虚实错杂者为多。比如痰湿阻滞化热，热扰上焦，治疗时就不能单纯以化痰为治，因为肾为一身气化之根，痰之生多责之于肾，所以治疗这种阳气上浮，就要标本兼治，治标以清化热毒，治本以固肾纳阳，这样阳气才能下潜，如单纯攻痰为治，反更伤元气，影响气化。

● 理气降逆

气机郁滞而见气机上逆者，见胸胁满痛、胀痛走窜、腹脘痞胀等症状。这多由吵架生闷气所致。

处方：膻中、中脘、足三里、内关。

方解：处方中膻中是八会穴的气会，主一身之气机，笔者三师父谷世喆教授治疗气郁首选其为要穴；中脘穴在任脉上，主运中和胃，足三里为胃经合穴，因脾胃为气机升降之枢，气滞则脾胃升降受阻，中脘和足三里相配，能调运升降，理气畅中；内关为心包经之络，通阴维脉，有宣畅上焦和中焦的作用。

用针全用泻法，取穴的先后次序，以先取膻中，使气机疏畅开，再取内关，再取中脘，最后取足三里。如见气机上逆明显，足三里用强泻，特别是见口有酸味的情况，更要强泻。

口中有酸味是胃中反酸的表现，这是中焦运化不利造成的；口中有苦味是运化不利有食滞，并且化热，所以酸和苦都是中焦不运，不外是酸没化热而苦已化热。临床上常见患者描述早上起来口苦，这是阳虚不运，夜里属阴，晚上睡觉后人的胃蠕动下降，造成食滞于胃而化热，治以运中消食，稍辅清热，一般一两剂中药而安，但针灸可以此取穴。有人认为强泻会晕针，只要在中脘得气留针的前提下，足三里强泻不会见晕针的情况，因为中脘不仅有运中和胃的功效，还有很好的固摄元气的作用。

加减：如气郁化火，见眩晕（或头两侧胀晕）加行间以泻肝热；胸胁胀痛很严重，加肺俞，这是肺气不利的表现，肺主一身之气，肺气宣则一身之气机得宣（治郁在于中焦的脾胃和肺，不在于肝。笔者们从中药来看针对肝的疏泄用药，疏肝是用枳壳、香附等理气药，而泄肝则用柴胡、麻黄、苏叶等宣肺的风药，所以治郁在肺不在肝，而有热上冲在于肝）；体虚之人加气海，膻中别名上气海，是宗气之海，气海是下气海，为生气之海，上下气海配合使用，补能升举，泄能降逆，为调理气机升降的要穴。

● 逐瘀降逆

瘀血内闭会直接影响气机的通畅而化热，比如外伤会发高热，现代西医理解为内感染，但如果在没有感染的情况下，也会见人发狂，这就是瘀血化热的表现，治疗在于逐瘀泄热。逐瘀和化瘀不同，逐是直接把瘀滞物排出到身体之外，而化瘀则是在体内慢慢地消。

处方：膈俞、血海、三阴交、行间。

方解：膈俞是八会穴的血会，用泻可以调气行滞活血祛瘀；血海为血（脾统血）归聚之海；三阴交为肝、脾、肾三经交汇处，肝主血、脾统血，一个三阴交就可以泄血，因为又交汇于肾，肾主藏精，所以三阴交用泻则泻，用补则补，是人身体上的一个重要穴位；行间是肝经荥穴。井是泉眼，荥是小水流之意，有清肝散瘀、息风镇惊的效果。

血瘀极易化热，临床上很常见，如妇女月经内闭不出，或跌仆外伤，脑溢血中风等，不外是瘀血的部位不同，疾病所表达的形式也不同而已。但瘀血内阻的气机不降，有见化热，也有见不化热的。比如同样是月经不下行，张三瘀血没化热仅见小腹胀痛、胃脘痞腻，而李四瘀血化热则见心烦狂躁，彻夜不眠。

加减：血阻于脑，加百会，因百会内络于脑，用泄法可以行瘀通络，但要强泄才行，如见有神昏且发热不退，再加内庭、水

治疗大法

沟（俗名人中）刺血，以泻阳明和督脉之热，使内热速泄，快速缓解病情，保命为上；如瘀血阻于腰，可独取委中刺血、拔罐；瘀血阻于肺加肺俞；瘀血阻于心加心俞、内关；瘀血阻于胃加胃俞；瘀血阻于肝加肝俞；瘀血阻于大肠加大肠俞；瘀血阻于子宫加归来、中极。人体背部膀胱经上的腧穴，对对应的脏腑有直接的治疗作用，这些腧穴很有意思，如笔者治疗肝癌肝痛的患者，会嘱患者的家属给患者时不时地按摩三阴交、行间、肝俞3个穴位，配合中药服用，止痛效果非常好，患者到死也不会有多大的痛苦。但因为瘀血为有余之邪，所以用针上得用泻。月经不外排的情况，可在行经之时用泄法，使瘀血随着月经外排，而化热明显的可与中药承气汤加活血平肝药合用，促使大便下泄，以速去热邪，特别是对于脑中风的急救。

● 宣肺降逆

肺为娇脏，不耐寒热，稍有不慎则肺气宣肃失司而使肺气上逆，治疗在于宣肺降逆。对于肺气失宣，最常见的莫过于外感病，不论是风寒还是风热的感冒都会使肺气失宣而气机上逆。但因为病邪的属性不同，治疗也不同。风寒的宣肺在于温散，而风热的宣肺在于清宣。

处方：大椎、风门、后溪、肺俞（用于风寒外感）；大椎、鱼际、合谷、曲池（用于风热外感）。

方解：受寒则伤阳，后溪通于督脉，大椎更是督脉上诸阳之会的大穴，所以用大椎伍后溪，用来振奋阳气，温而散之；风门又称热府，为足太阳和督脉之会，是风寒入侵的门户；取肺俞以宣肺止逆。诸穴配合有很好的温用散外寒宣通肺气的效果。如果不会针灸的人，可用手把大椎、风门、肺俞这一片区域涂点风油精进行用力揉搓到发红发烫，或可用电吹风吹，使局部发热感觉皮下有小虫子爬行一样的感觉，对于治疗风寒外感的肺气上逆，效果很好，操作也方便。但如果风寒闭表已见发热，并且热势较高，则要去后溪，加针曲池，因曲池是大肠经的合穴，肺和大肠互为表里，通大肠之气，可以疏通肺气，针泻曲池、大椎可使郁热很快的宣散。如郁热上扰见头痛，则泻合谷、风池。

外感风热，因热为阳邪，所以病情的发热快速，治疗在于清宣，所以直接用鱼际、合谷、风池相配合，使肺和大肠同时疏泻，再配合大椎，亦用泻法，使郁热速泻而肺气得以宣肃。但病邪有强有弱，如果热邪较重，并见咽痛，可在少商穴点刺出血；如见肺热咳血、鼻衄，可针孔最。热郁于肺，多见大肠气机不通而便秘，可针天枢或大横，但也可直接用开塞露肛门外用，使内热随大便外排，从而肺气得以恢复正常的宣肃。

某男，金华金东区村民，2017年夏天空调过凉，夜中受寒，次日醒后见左脖子僵痛，鼻塞、咳嗽、头痛。于是到天青坑找笔者扎针，笔者独取外关，进针得气后不断刺激，并且叫患者在笔者运针的同时不断扭动脖子和肩膀，不到1分钟，疼痛减大半，于是留针，嘱患者自行不断地扭动脖子和肩膀，不到10分钟，诸症全瘥。2018年，某妇过食粽子，又受外湿热之邪，见脘腹痞胀咳嗽痰多，用苏叶、厚朴、半夏、茯苓、陈皮、黄芪、当归等药治疗，微有小效，再针丰隆，强泻。这样针药结合，用药和中宣散，强泻丰隆以降逆。于是痰咳得止，气逆得平。

● 肃肺降逆

肺主气，主宣肃，肺气的宣和肃是成正比的，这全赖肺气的充足，肺失宣会影响肺气的肃降，但也有些患者因肺气耗散太过，造成肺气失敛，比如一些久咳患者，就是肺气耗散太过使肺气不降；有久病伤肾，肾之气根失固而使气机上逆而影响肺的肃降功能；有肝气上逆影响的肺气不降；有脾失健运内生痰湿，痰阻气逆等不同。

治疗大法

处方：肺俞、肾俞、关元、太溪（用于肺肾两虚）；肺俞、鱼际、关元、太溪（用于肺热气逆）；肺俞、鱼际、太冲、三阴交（用于肝热肺逆）；肺俞、脾俞、足三里、丰隆（用于脾虚痰阻的肺逆）。

方解：肺俞穴是治疗肺系一个重要的腧穴，特别是对于内伤病的治疗，更为重要，寒则补之灸之，热则泻针出气。所以对于肺气失肃，主要以取肺俞为主穴，虚用补法，实用泻法。肺有热，加鱼际以宣散肺之郁热；下元不固以肾俞、关元、太溪以固养下元；肝热以太冲、三阴交以养阴降阳；有痰用脾俞、足三里、丰隆运中化痰。肝热犯肺的治疗，热势不重，用上法多能应付，如果热势严重，可直泄阳明胃经的内庭用刺血泻气。阳明为多气多血之腑，阳明之热极易和肝阳相合为患，如温热病的肝风内动，说白了就是阳明过热造成的结果，治疗不在于平肝，而在于直泄阳明之热。笔者抢救中风闭症的患者较多，这些患者多见神昏、便秘、发热等症状，一派阳明腑实的表现，用针平肝的效果，远不如通脏的承气汤来得快。但表现虽说是阳明脏实，但主要又是肾元虚实的虚阳上浮，所以治疗上又不能泥承气汤直泄于下，要不元气溃败反治成坏证。笔者以承气汤加桃仁、附子、菟丝子治疗，用承气加桃仁直泄阳明，另外加附子、菟丝子以固养肾元，使上浮之阳得以下潜，这样形成一个泄潜一体的思想治疗。而针灸上也一样，在三阴交、太溪得气留针的前提下，再在行间、内庭刺血泄邪热。而对于肺气上逆来看，肺和脾为太阴，胃和大肠为阳明，太阴和阳明互为表里，胃和大肠同属阳明而同气机求，所以肝热甚之肺气上逆，可以直取阳明胃以泄之。

● 清心降逆

心主火，以心烦失眠、口舌糜烂、心闷气喘等为症状的心热气逆临床上很常见。对于心热气逆，主要以热为主，多由熬夜、过食辛辣、愤怒等因素造成。心过热则阳气不能下潜，造成心肾失交，所以清心降逆，要上清心，下养肾，中医汤药上有名方"交泰丸"。

处方：心俞、肾俞、通里、三阴交。

方解：心为阳，肾为阴，心阳要下潜肾则不寒，肾阴要上承于心方使心火不亢，这种相互交通、相互制约的关系称为"心肾相交"（或水火既济）。处方中心俞、肾俞相配合为用，针法上心俞用泻法可以清心泄火、肾俞用补法可以养水涵阴，则可使心肾相交；通里为心之络穴，别走小肠，心和小肠互为表里，心阳之下潜，全赖小肠的降泄，泻通里，可使心火下泄；三阴交滋养降火，利水通淋，能导热下行。

加减：如心火炽盛太过见口舌糜烂严重，可于少冲点刺出血，直泄心火，加增疗效。肺为五脏之华盖，心热易影响肺，如并见肺热，可加泻尺泽、鱼际。如因肝热而心热，可泄行间、太冲。

对于心热气逆的治疗，很多人见热治热，少了肾水的涵养，多以泄热后伤肾气。针灸方面治疗内脏系统疾病的医师不多，现在医院里的针灸科，大多主要以治疗关节经络疼痛为主。但汤药方面的治疗，常见的处方是黄芩、黄连、黄柏、生栀子等一路寒凉为治，治疗期间病家见一剂而病情马上缓解，以为神方，而医家也自泥于此。虽说丹溪创交泰丸，但方中黄连和肉桂两味药，都偏燥，不利肾精的涵养。笔者以取交泰丸之意，用其法而不用其方，把原来处方中的清下温下，变成清上固下，只要把肾气固养，下降之火气能归潜于肾，这是治本之道。

● 运中降逆

临床上常见一种舌象是舌尖降红无苔有芒刺，舌的中部和根部则是颜色偏淡而苔白腻，症状上见腹脘痞胀、嗳气等中焦失运的表现，天气稍冷则畏寒，天气稍热则恶热心烦。这种三焦不和，治疗上取其中。

处方：内关、中脘、足三里、照海。

方解：内关穴是心包经之络穴，是八脉交会穴之一，通于阴维脉，与三焦经相通（三焦经的络穴名外关、内关者乃相对而言），《玉龙赋》载"取内关于照海，医腹疾之块"，《百症赋》载"建里内关扫尽胸中之苦闷"。取内关用泻法，能清上焦之热，运通气机；中脘可直接作用于胃腑，与足三里配合可运中下气降逆；照海为肾经上的腧穴，是阴跷脉交会穴，有补肾化湿的作用。胃的降，赖于脾的升，而脾的升又赖以肾气为原动力。笔者用上述穴治疗一切脾胃病，效果确切。针刺手法上，内关都用泻或平补，而中脘和足三里，食滞明显用泻，有寒用灸，虚则用补。

因为笔者的患者来自全国各地，且多为久治不愈的疑难病，但病情都有一个共同特点，就是气血两虚、脾胃失运。治疗病情较重的患者时，攻病则元气不支，补益则祛邪不利，常常处于进退两难之地。于是借鉴"三焦不和取其中"的思想，治病以运中为主，有邪时则疏散，渐渐地使五脏平衡三焦通利，病亦愈。此法应用于临床，还颇能应手。

加减：中焦失运的气逆病情很多，常见的是胃气上逆的呕吐。但脾胃虚则生痰湿，痰湿阻则血瘀失畅，从而见痰瘀互结而化热，热性上扬造成上焦见热，中下两焦见寒，治疗上要仔细区别三焦的寒热虚实问题，如上焦热象已很明显，可加鱼际、尺泽以清泻肺热；心热明显可加通里、神门，或可直接对心经和肺经的井穴刺血以泄热，处方上笔者也较细腻，多以黄芩为主，有湿用桑白皮，有瘀用郁金、丹参，气机宣散太过用百合，但用药不能过寒，以免中焦受损。《理虚元鉴》中说"治肺要清金保肺，无犯中州之土""治脾要陪土调中，不损至高之气"。如见上焦有热就过用寒凉，常常是病没治好，脾胃更损，有些慢性炎症患者找中医治病，往往是病没好而脾胃先损，就是用药过于寒凉的结果。如果患者病情很复杂，可针药结合使用。用药上相对要尽可能的平和，但有余之邪则可用针攻之。

● 平肝降逆

《黄帝内经》中提及人过四十肾气（阴气）只有一半，现在社会节奏快，大量的媒体信息冲击着人的传统思维，很多人已经迷失，于是有的寄情于麻将、游戏等娱乐；有些人为一点蝇头小利无底线地索取；有人浪迹于声色场所，如此使人的肾气快速地消耗。肾为一身元气之根，肝寄相火，为肾之门户，为一身阳气升发的萌发点。如果肾精足则肝不升发太过，肾精亏则肝火无以制约而见阳气暴亢，从而气机向上冲逆，病情轻则见高血压、失眠等疾，重则中风脑溢血而亡。治疗之要在于平肝降逆，使气归潜于肾。

处方：风池、太冲、三阴交、太溪。

方解：风池为手足少阳经、阳维脉之会，太冲为肝经之原穴，两穴合用，针用泻法，可以起到清肝胆之风火。对于肝气上逆的治疗，很多人不会去取头部的风池穴（除非见头痛才取风池，考虑的还是以局部治疗为主），而是只用下肢的太冲、行间等穴为治。要知人体三焦是一个整体，上焦的疏散有利于气机的下行（如水肿病用麻黄宣通肺气一样），另外《黄帝内经》中说"火郁发之"，风池有很好的"散火"效果，如果用中药的效果来理解腧穴，风池就类似于菊花清疏而能凉肝，太冲类似于天麻平肝而又有润养，行间类似于地龙之类平肝而能通脉，大敦刺血泄火就类似于大黄。三阴交为肝、肾、脾三阴之会，太溪为肾之原穴，针而补之可以滋肾水以养肝，使阳气得潜而风火得息。

加减：如肝阳过亢见气血上逆的中风，可于大敦、内庭刺

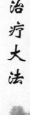

治疗大法

血，使火邪直泄于下，以解脑部的压力；如见痰阻闭窍，针水沟、丰隆、阴陵泉。

肝气上逆总是虚证，虽说临床表现以气血上逆之大实，但因为肾元大虚才造成大实。针无补法，治病在于调气运药，所以对于肝气上逆的治疗，还得以汤药为本。

● 固肾降逆

肾气不足会造成肝气上逆，肾气不足是本，肝阳上逆是标，但临床治病讲究标本缓急之要。肝气上逆很明显，自然急则治标，以降肝之气逆为主，辅以涵养下元为辅；但下元不足为本，而气机上逆不是很严重，治疗上则以固养下元为主。治病如果主次不分，难以愈病。

处方：肾俞、关元、气海、三阴交。

方解：肾主封藏，肾虚则封藏不足，固摄无力，膀胱失约见尿频、遗尿；精关不固见遗精、滑精；带脉失约，任脉（肾主生殖，任脉起于胞中，所以任脉亦主肾）不固则带下清稀。这些看起来是气机下陷的表现，但肾虚之人，气根不固，动则出现气喘的气机上逆表现，特别是老人或体弱者，下见气机不固，上见气机上逆，这是常见的事，治疗以固养肾元为核心。选穴上的肾俞，肾俞为肾之本穴，温而补之，可以补益肾气；关元为气之关隘，气海为生气之海，亦用温灸补之（对于气海、关元亦可以用细针补法，针粗为泻，针细为补），使肾气足而固；再加三阴交以疏导肝、脾、肾三脏的气机，上浮之气就得以潜藏。三阴交这个腧穴，有类似于怀牛膝的作用，能降，有一定的通利作用，但不耗伤精气。固养肾精之要，能用纯补者少，观六味、八味丸之补肾，都有丹皮、茯苓、泽泻以反制补益药中，针灸亦然。

肾虚，因气化不利，所以多见痰湿阻滞，特别是一些妇科慢性炎症，虽以肾气亏虚为主证，但小腹中又有湿热存在，所以虽见虚，以不灸为好。时下国家扶持中医，于是大街上各类养生馆齐出，用针恐怕难以掌握，于是艾灸馆很多，有很多慢性盆腔炎患者因误灸使火毒内攻，反而加重病情，使病情变得很复杂，这已不是个案。所以对于有慢性炎症的患者，虽见肾虚，还是用针为好。

加减：肾虚多与脾虚并见，有中焦失运，加足三里；尿频急，加中极以泄邪热；有更年期见潮热盗汗，加内关、阴郄以清心泻火、坚阴敛汗；虚阳上浮见咽痛，加照海益阴润咽；虚阳上扰心神而失眠，加内关、神门清心安神。

● 通腑降逆

腑气不通，则阳明化热，热积太过，则见狂躁、失眠诸证而出，《伤寒杂病论》的阳明病篇有很详细的论述。但本节所论，是以腑气不通见气逆为主，所以通腑和降逆并行。阳明气机不畅的气机上逆，以见咳、喘、失眠、头痛、呕逆等症为主见，治疗在于疏调气机以促腑气通降。

处方：内关、天枢、足三里、三阴交。

方解：内关疏胸腹气机，天枢疏身体中节点的气机，足三里降阳明而使气下行，三阴交为脾之要穴，可以疏理脾气。脾和胃互为表里，并为胃行津液，如脾虚则胃失津而大便难，中药上重用生白术以通便，就是健脾以使胃津得行。三阴交用于通便不多，但《医学入门》中有用三阴交通便的记载，"下，针三阴交，入三分，男左妇右，以针盘转，右转六阴数毕，用口鼻闭气，吞鼓腹中，将泻插一下，其人即泻，鼻吸手泻三十六遍，方开口鼻之气插针即泻"。这里讲的是一边用针泻，一边叫患者闭气鼓腹，增加腹压以排便。且三阴交有通利下行的效果。所以上述四穴，全用泻法，但足三里可以强泻。笔者近些年因写书久坐，有时亦会见大便不畅，并且因为熬夜而上火，亦会给自己扎针。如胸闷

059

治疗大法

明显先针内关，得气后捻针十来下出针，再针天枢，再针足三里用强泻，一般足三里强泻后马上就要上厕所了。便后按摩下三阴交以潜降阳气。

加减：腑气不通见上火，加合谷以泄大肠；气逆咳嗽加鱼际以清宣肺气，宣通上焦以通下焦；心烦，是阳明和厥阴合热，再加太冲泄肝火。

● 利尿降逆

五脏功能正常则三焦通利，气化有权，二便畅通。如五脏功能失衡，则三焦不通，气化无权百病而至。如气化无权的体内水湿代谢不利，则见水湿充斥于三焦形成水肿、关格等病症，水湿内阻，虚阳上浮不能降潜者有之；水气上凌于头、凌于心者有之。治疗当决水于下，使气机降潜。

处方：内关、水分、阴陵泉、照海。

方解：血水同源，水不利则为水，水肿之病，血行必不畅，这是必然之理；血为气母，血瘀则气滞，所以治水要治血和治气，不能单纯利水。先贤说内关配照海治胸之疾，内关疏理胸腹之气滞，照海振奋肾元而使气机下潜。水分和阴陵泉为治水之要穴。针刺手法上，照海用补，其他三穴用泻，特别是阴陵泉可用强泻。

加减：肺气不宣加中府、肺俞，用泻法，调水道上源；肾虚不足加肾俞、京门，用补法；肝失疏泄，如肝硬化腹水等疾病引起的水肿，加肝俞、期门；外感风寒加大椎、风门；外感风热加合谷、鱼际。对于治疗水气病，因何脏引起以配合相应脏腑的腧穴和募穴，能提高效果。募穴是脏腑之气汇聚于胸腹的一些特定穴，可以治疗相关脏腑的疾病（主要偏于用于治疗六腑的疾病），其治疗作用在于"从阴引阳"，调整经气引邪外出。但李东垣讲得很详细"凡治腹之募，皆为原气不足，从阴引阳，勿误也""六淫客邪，及上热下寒，筋骨皮肉血脉之病，错取胃之合及诸腹之募，必危""天外风寒之邪，乘中而入。在人之背上，腑俞脏俞，是人受天外风邪。亦有二说，于阳则流于经，此病始于外寒，终归外热，收治风寒之邪，治其脏之俞"。水气病，除少数患者时行外感阻闭气机外，多是元气不足气化不利为患。李东垣说治疗疾病邪从阳来，得从阳走（背俞穴），错用阴穴（腹部）会使邪气内陷（必危），这是有道理的，比如现在一位风寒外感患者，去医院里治疗，起手就用抗生素输液，无效，再求治于中医，中医起手就是板蓝根等清热解毒药，于是一个小小的外感风寒治成大病，这也是邪从阳入而错用阴药，使邪内陷。

升 提 法

升提法是应用于针对气机升发不力，气机下陷的治疗方法。

气为阳，主升发，气机升发不足，主要是气阳两虚为主。如李东垣针对气机升发不足，而创"补中益气汤"，方中以两味补气药为主体，酌加两味风药使气机上扬，再加两味理气通血药疏导气机。

气机升发不足的临床症状，以气短、神疲、肢软、太息等为主。升发不足，上焦无气可用，便不能宣散病邪，于是见感冒久不愈；心无气可运血而见心悸胸闷；脾无气可升则胃不能通降，见腹脘痞胀；下焦方面的疾病更是多。因为阳气久陷于外，使下焦气血涩滞不畅，见各类妇科、男科慢性炎症，子宫肌瘤，下肢静脉曲张（下肢静脉里的血因气阳不足升发无力，就很难回流，时间久了就阻在静脉里）；气主固摄，气阳不足升发无力，还见长期腹泻、尿频、遗精、遗尿、白带清稀量多等情况。

处方：膻中、气海、肾俞、百会。

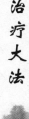

治疗大法

方解：膻中和气海配合，可以调整身体气机之升降，使不足者升之，有余者降之；肾俞补肾固元；百会为一身诸阳之会，处于身体上最高点，针而泄之则能散邪外现，温而灸之则能升阳举陷，《黄帝内经》所说的"陷者灸之"就是此意。处方的四穴中，如见阳虚明显，则气海、肾俞，亦用温灸；膻中用小针轻泻以调气。根据这个思路，用李东垣的补中益气汤来解释，即气海、肾俞是中药的人参、黄芪之补益；百会是柴胡、升麻之升发；因膻中穴是八会之气会，能调一身之气机，膻中用轻泻是当归、陈皮之疏调气血。

加减：气虚外感无力祛邪，风寒加大椎、风门、肺俞；风热加鱼际、合谷；中焦不运加中脘、建里、足三里（足三里可以用平补平泻，因为虚而不运，不是纯虚，是虚中有食滞之实邪存在，所以足三里没有必要用温灸。但如果明显见胃脘怕冷，则可于中脘、建里处用温灸，这就类似于补中益气汤中加干姜和焦三仙）；见腹泻较久加大肠俞、天枢（天枢用温灸或用细针补之）；白带量多，或妇科、男科慢性炎症，小腹不用温灸，以恐火毒内攻生湿热，再加脾俞、中极（中极可用小针轻泻以祛邪）；气阳两虚，升清不足会导致气化不利而内生水湿，加阴陵泉（泻）、水分穴（小针轻泻）祛除水湿之邪，水湿下利，和气机升提形成升清降浊的升降思路。对于升提方面，小师姐提到涌泉穴的应用。涌泉穴是肾经井穴，和百会相对，百会是处于身体的至高之处，而涌泉是处于脚底的至低之处，是身体两极的两个穴。涌泉也能升提，但要用补法。但这升提和百会的升提不一样，涌泉是振奋肾元以达到升提的作用，主要用于水湿病，因为涌泉能温、能通、能利。笔者将涌泉应用于水气病，以先针涌泉，得气后转针到针有涩滞感，留针，再泻阴陵泉，效果不错。

针无补法，用针在于有足够的元气可以为针所调动为前提。如果见脉沉细弱，并且症状上表现出明显的下元肾虚，不应用针，而是要用汤药调补，用针不当，元气更伤。十年前，笔者母亲误服补中益气丸而见戴阳证，这就是升提太过反动摇了下元气根。对于下元不固的升发无力，笔者多以菟丝子、补骨脂、覆盆子、枸杞子等固肾养精药为主，再加巴戟天、党参、黄芪等补气温阳药，使精气阴阳俱补的前提下，酌加一两味风药升提，如见有湿，舌尖红，这是上焦有浮热，加桑白皮以制约，如无湿加黄芩，气虚发热见气机不固加百合，这些都是很细致的用经治疗。针灸亦一样，对虚证一定要详细审脉，稍有不对，情愿不用针。

固 摄 法

固摄，顾名思义就是把人体的精气血津液等固住不外脱。

人是一个阴守于内阳固于外的有机整体，阴或阳太过或不及，都会使阴阳失衡，造成精气外脱，比如汗出不止、遗精无度、久泻下利、崩中漏下、二便失禁等疾病，都是气机收涩不足固摄无力的表现。

对于针灸固摄的治疗，早在《灵枢·寒热病》中就有"骨寒热者，病无所安，汗注不休。齿未槁，取其少阴于阴股之络；齿已槁，死不治。骨厥亦然。骨痹，举节不用而痛，汗注、烦心。取三阴之经，补之"。讲到"汗注不休""汗注"就是汗出太过，汗流如注的表现，治疗上如见"齿未槁"的津液还没大损，可以用大钟穴（少阴于阴股之络）来治疗，如果见"齿已槁"则"死不治"，当然医学很多方面还是在进步的，对于汗出过多伤精动血的治疗，叶天士在温热病的诊断方面也讲到诊齿，津液亏枯，针刺治疗没效果，但不见得汤药治疗也没效果。清代很多温热病的病案，还是有很多治效的记录。对于"齿已槁"这种精气大亏的疾病，就不能再治以针灸了，因为针无补法，患者元气亏虚到针灸可以调气的极限，已达无气可调的程度，任何高明的针灸师都没办法。

《灵枢·寒热病》中还说"身有所伤，血出多及中风寒，若有所堕坠，四肢懈惰不收，名曰体惰。取其小腹脐下三结交。三结交者，阳明太阴也，脐下三寸关元也。厥痹者，厥气上及腹。取阴阳之络，视主病也，泻阳补阴经也。臂太阴可汗出，足阳明可汗出，故取阴而汗出甚者，止之于阳，取阳而汗出甚者，止之于阴"。这里所说的"身有所伤，血出多及中风寒"是倒装法，原意是出血多及中风寒，使人身有所伤。症状上表现为"若有所堕坠，四肢懈惰不收"，指身体很沉重的感觉或气短不足以息的表现，四肢无力不想动，这种情况是很常见的，比如受寒的风寒外感或流血过多（比如手术后），人很怕冷，不想动，对于这样的虚证用关元固气来治疗。

《灵枢·四时气》中的"飧泄，补三阴之上，补阴陵泉，皆久留之，热行乃止"指完谷不化的泻泄，取三阴交、阴陵泉用补法，且久留针。

《黄帝内经》的这些理论，为中医针灸固摄治疗提供了基础理论，后世的《针灸大成》《针灸聚英》等书籍，对止汗、止遗、固崩、止带、止泻等治疗方法都有较详细的论述。

● 止汗

汗出过多，有自汗和盗汗之分，但自汗和盗汗都有偏阴虚或偏阳虚的区别，阴虚之汗出过多，是阴虚内守不足，但阳亦随汗而泄，所以是阴虚而损阳；阳虚之汗出过多，是阳虚不外固，但阴亦随汗而伤，这是阳虚损及阴，治疗上一定要阴阳兼顾，阳虚以阴中求阳，阴虚以阳中求阴，这才是正治。所以治汗证切不能泥于盗汗主阴虚、自汗主阳虚这么机械。

处方：气海、膻中、关元、复溜。

方解：阴加于阳谓之汗，汗为心之液，膻中为宗气之海，处上焦胸中，取膻中补之以固宗气；气海、关元为收敛元气的有效穴；不论是阴虚还是阳虚，汗出总是气机向外宣散太过，虽取气海、关元固涩，然气机得归潜于肾，所以加复溜以潜阳。此四穴是基础方，如补肾的知柏地黄丸和肾气丸，都是在六味地黄丸的基础上微调。六味地黄丸是基础方，加知母、黄柏则形成清热养阴的效果；加肉桂、附子则起到温补肾阳的作用。针灸亦然。

见面红心烦、心烦神躁、舌红脉细数等表现的阴虚证，加阴郄、三阴交清而泻之（微泻，不能泻太过，以免更伤元气）；见畏寒肢冷、脉沉无力的阳虚，加大椎、足三里温而灸之。大椎这个穴很有意思，发热无汗用针刺泻，则能泄热发汗，阳虚的汗出不止，用温灸则能固摄止汗。所以同一腧穴，不同的手法，用针用温灸之不同，所产生的治疗效果亦不同。如中药的炮制，鲜地黄性寒，能凉血清热，晒干的干地黄性凉，能清热养阴，加黄酒蒸熟后再晒干则成熟地黄，药性转为温，能补血填精。

● 止遗

针对的是小便失禁或遗尿的治疗。

肾和膀胱互为表里，肾气亏虚则膀胱失约，从而小便无度而失禁或遗尿，治疗当固肾摄尿。

处方：肾俞、膀胱俞、关元、三阴交。

方解：肾俞、膀胱俞以调理肾和膀胱的气机，关元固摄元气，三阴交能疏理脾肝肾三经，又有一定的通利效果。对于尿失禁、遗尿的治疗，不论是中药也好，针灸也好，都不能纯固纯摄。临床上看到很多中医师治疗尿失禁或遗尿的患者，起手就是桑螵蛸、覆盆子、金樱子等大队的固肾摄尿药来治疗，往往效果并不明显，这是为什么？因为没考虑到膀胱的气机，尿失禁虽说肾虚是本，但病位总是在膀胱，膀胱失约才会形成尿失禁，标若没解决是很难治愈的。记得2011年，陈法总去建德梅城坐诊，接了一个长期尿失禁、遗尿的患者。他治了很久都没有什么效果，于是问笔者怎么办。从他告诉笔者的舌脉来看，患者没有气机下陷，所以也没有必要再加补气升提药。于是笔者叫他在原方的基础上加枳壳、川芎、泽泻，一剂药，患者当晚就没再遗尿，治疗3～5天，尿失禁也消失。陈法总觉得很奇怪，问笔者为什么要加这三味药，并且这三味药一加，效果就立竿见影。笔者告诉他"肾虚导致膀胱失约，说明了膀胱必定气机不畅，加枳壳、川芎是使膀胱的气机畅行，利于恢复膀胱的功能；膀胱有瘀滞，必有留邪，酌加些许泽泻，是为了去邪而已。邪去则正安，纯固纯补的治疗，只会使膀胱气机更加郁滞不畅，尿失禁就更不能解决"。三阴交这穴，因总理肝、脾、肾三经，所以对人小腹部的气机有很好的调理作用，如痛经、疝气、前列腺疾病、遗尿等，都有气机失畅的原因存在，也有邪气的存在。

加减：气机为固，并见气机下陷升发无力，加百会；小腹胀满加中极、归来。

● 止泻

止泻多用于久利久泻，积滞已去，脾肾受损、肠道不固的虚证。

处方：大横、关元、长强、足三里。

方解：关于大横，《针灸甲乙经》载"足太阴、阴维之会""大风逆气，多寒善悲，大横主之"；《千金方》载"四肢不可举动，多汗洞痢，灸大横随年壮"。可见大横的治疗作用，针对虚证偏多，和天枢不一样。天枢针对的是邪气偏实，如《千金方》载"天枢，主疟振寒，热盛狂言。天枢，主冬月重感于寒则泄，当脐痛，肠胃间游气切痛"，《针灸大成》载"妇人女子癥瘕，血结成块，漏下赤白，月事不时"，并且天枢是胃经穴，而大横是脾经穴，脾为脏、胃为腑，还是有很大不同的。虽天枢和大横都是同处于肚脐的水平线上，但一虚一实，还是有很大的区别。久泻元气亏虚用关元固摄元气；足三里疏理阳明经的气机，使固摄而不滞。另外长强一穴，是督脉的起始穴，能助阳促升发（如癫痫，是痰湿阻滞于脑，痰湿为阴邪得温化，督脉通于脑，所以长强也是治疗癫痫的一个常用穴），并且长强处于大肠肛门边上，考虑到穴位的局部治疗效果，对大肠有很好的治疗效果。但长强穴的用针得注意，取穴是肛门口和尾骨中间的凹陷处，是要贴着尾骨边进针的。可用2寸针（有人说用3寸长针，其实用2寸针足够）。

● 固精

肾虚不固，以致遗精滑泻，遗精和滑精不同，遗精多以梦中性生活而遗，滑精则是大白天也会滑泻无度。治疗当补肾固精。

<u>处方</u>：肾俞、关元、大赫、三阴交。

<u>方解</u>：肾俞、关元、大赫相配以达补肾固精之效，三阴交疏调气机，并清泻郁热。遗精、滑精和性生活的阳痿早泄有很大的联系。从阳痿和早泄来区别，阳痿是阴茎不能勃起，不能进行性生活，而早泄则是时间短而已。见很多人中药治疗阳痿早泄，用大队的温阳药，患者越吃越烦躁，效果却是平平。要知阴阳互根互用，偏阳则伤阴，阴伤则阳无以依附，于是阳也不能补。另外精亏之人，气血必不畅行，如江水干枯，就会造成垃圾堵塞而不通，如江水畅流则不壅滞。人亦一样，精血亏枯，血脉无血可行，必会瘀滞。叶天士对温热病伤精动血的后期，明确地提到要凉血活血，为什么要活血？就是温热病过程中大量消耗了人体的生命物质，导致血脉中血亏而瘀。所以加用三阴交是很有必要的。处方中的大赫，是足少阴肾经上的一个重要腧穴，大是强大的意思，赫是红色，红色是热能，也就是说此穴有很好的温养肾元的作用。

<u>加减</u>：如心烦多梦的遗精，加内关、太冲清泻郁火（不能强

治疗大法

泻，可用小针轻泻，以免伤元）。

● 固崩

崩漏是妇科大证，虽说有虚有实，但总是因虚而致实。疾病的转化是很有意思的，比如上述的温热病耗损元气是虚，但会形成血脉瘀滞的实。而崩漏也是因虚而使血海不固而出血，出血人必虚，但出血必会有留瘀，留瘀日久会化热，积热太过会耗伤元气，积到一定的程度，又会再次发生崩漏，这瘀和热就是实邪。所以治疗崩漏，难就难在补益固摄和化瘀清热的平衡。所以久崩漏患者的病机都很复杂，有气阳不足固摄无力的存在，有精血亏虚的存在，有气机下陷升发无力的存在，有瘀血郁热的存在。医生治疗要起到理想的治疗效果，一定要对这些问题进行全面的权衡，还要考虑到患者的情绪、起居、饮食等因素对疾病的实际影响。所以笔者写书、写治病，也就是写一个大概的思路和方向性的内容，细节上，每个人的实际情况不一样，一些细微的调整十分必要，有时往往是这些细微的调整（包括中药处方的应用）才是起效的关键。

处方：关元、肾俞、血海、足三里。

方解：肾主生殖，崩漏是生殖方面的疾病，病之根在肾，所以用肾俞、关元固养肾元，使肾封藏有力，精血得固；血海有引血归经的效果，因脾统血，对血海穴补之则养血，泻之则排瘀，如《针灸甲乙经》中有"若血闭不通，逆气胀，血海主之"，《针灸大成》中有"暴崩不止，血海主之"。一说血闭不通的治疗，一说对崩漏的治疗，这就要在针法的补泻上做文章了，血海穴是妇科病的常用效穴。对于血海穴的取穴位置，传统上是取屈膝时位于大腿内侧，髌底内侧上2寸，股四头肌内侧头的隆起处，相当于"百虫窝"边上的位置（《针灸大全》更是直接把血海写成"百虫窠"）。而笔者应用此穴，对血闭则取血海穴的位置偏向身体后方的凹陷处，处于脾经和肝经之间（对于取穴的问题，笔者对某些穴位的定位和传统的定位不太一样，这是笔者通过长期临床实践得出来的），而用于补益则取传统位置。足三里调胃，血海调脾，这是调后天之本，肾俞、关元是固先天之元。且血海和足三里配合有导滞行气通瘀的作用，使固益而不滞涩。

加减：如出血量大，加隐白，温灸。脾统血，隐白为脾的井穴，生气之本，温灸隐白能使脾的统血作用加强而起到止血效果；如瘀血严重，切不能止，要不瘀血内留反生疾病，得"通因通用"，排逐瘀血，使旧血去而新血生，加委中、三阴交、膈俞等穴以化瘀排瘀。

● 止带

傅青主认为"带下俱是湿"，治带之要在于治湿。但肾主气化，脾主运化，肺为水之上源，输布一身之水湿。所以治湿之要，根于肾，制于脾，调于肺。但带下是生殖方面的湿邪，湿且下行，所以治疗上得以固养为上，疏调为辅。

处方：带脉、大赫、关元、三阴交。

方解：带脉，是奇经八脉之一，于腰腹部环身一周，有约束气机的作用（总束诸脉），如带脉约束无力，则会见白带过多，于是古人称妇科医生为"带下医"。而带脉和足少阳胆经的交会处，有一穴，就是"带脉穴"。带下之治要升发阳气，才能运化水湿，胆之性在于升发；大赫、关元温养元气，因湿邪为阴邪，治疗得温化，只有元阳足才能温化水湿；湿滞则气血失畅，气机不利，加三阴交以通利，且疏调小腹部的气机。

加减：腰酸加肾俞、阴陵泉，腰为肾之腑，《伤寒杂病论》中肾着汤治疗腰病（重痛，书中描述成如腰重如带五千钱），处方用药以白术、泽泻等化湿利湿为治。笔者治疗妇科炎症颇多，见白带多者并见腰酸痛占了很大的比例，笔者汤药方面以补肾化湿

治疗大法

为治，而用针则加肾俞、阴陵泉以化湿。如见带下黄臭，这是湿化热毒，得用利法（《黄帝内经》中所说的"下而竭之"），加水道、中极、蠡沟穴用泻法，以达清利湿热的目的，急去病标。

宣 散 法

《灵枢·寒热病》载："皮寒热者，不可附席，毛发焦，鼻槁腊。不得汗，取三阳之络，以补手太阴。肌寒热者，肌痛，毛发焦而唇槁腊。不得汗，取三阳于下，以去其血者，补足太阴，以出其汗""振寒洒洒，鼓颔，不得汗出，腹胀烦悗，取手太阴，刺虚者，刺其去也；刺实者，刺其来也。"以上很详细地描写了外感风寒的治疗。病在皮，以风寒闭表，汗不现，见恶寒发热、鼻干等症状，治疗以取飞扬（"三阳之络"，三阳是太阳、巨阳，这里指太阳膀胱经的络穴）出汗，再针鱼际等穴以宣发肺气，使病邪向外宣散。但病情加重，发到肌肉，脾主肌肉，治疗上就得扶内散外。因为病邪还是风寒，所以治疗上还是以太阳膀胱经的飞扬为主，另外再加大都、太白、公孙等穴以调运脾气。如果病情更重，人已经"振寒洒洒，鼓颔（上下牙不自主碰击，笔者小时在山村长大，冬天很冷，被薄，并且下面铺的是草席，刚躺进被窝时非常的冷，也会上下牙不自主碰击）"，并且见腹胀烦闷（烦悗就是烦闷的意思），腹胀说明病情向里转化了，《伤寒杂病论》中多次提到伤寒腹胀的问题。但对于用针还是取手太阴，这个问题值得深究，面对伤寒腹胀仅取肺经之穴以治肺，效果并不理想。当然，《伤寒杂病论》中讲到伤寒腹胀要先治腹胀再治伤寒，笔者认为没有这个必要，可以表里双解。如笔者针对这样的情况，会用苍术、厚朴、苏叶等药配合，对内能运中化湿，对外能宣散寒邪，也就没有必要先治腹胀后治伤寒了。

气机不能向外宣散，主要是太阳经和肺经，这是治标之要。但外感病有很多情况，因为外感是时邪，而人体内原有的痼疾会随着时邪而引发，治疗时不仅仅是宣散时邪，而是要兼顾原有的痼疾一起治疗才行。比如一个慢性肾炎水肿的患者，受外寒则伤气阳，于是气化就更不利，水肿更甚，对这种患者的治疗还要考虑到原来的肾炎水肿。还有手术后瘀血内闭外感、女性逢月经期的外感等，情况都非常复杂，所以自古以来，研究外感病是最多的。

● 温通宣散

针对外感风寒表实证，见恶寒无汗发热等（也就是《伤寒杂病论》中的麻黄汤证）。

处方：大椎、风池、飞扬、鱼际。

方解：针用泻法以散表邪，但大椎穴可先针泻后再温灸以复阳气，针后的温灸是个关键，这可以起到"麻黄汤"中桂枝的作用，只有针后而灸，才能起到温通的效果。这样的处理，对寒邪的发汗解表更好。风寒闭表，体内热能不能外宣，所以人会见恶寒，内热上扰所以会见气喘，如果气喘明显，可以再加中府（向外平刺，直刺恐伤身体）以加强宣散力。

飞扬穴和委中穴不太一样，虽说都处于膀胱经上，飞扬是膀胱经的络穴，可以扶肾又能散邪，不像委中纯是攻散，治病之要，得时时顾护正气。

● 清热宣散

针对的是温热病的邪气不宣，治疗以取肺经和大肠经为主。特别是要重视阳明大肠经。

处方：合谷、复溜、鱼际、曲池。

方解：温热病的宣散会反复，体温降了又会上来，所以一开始就要清得透些。合谷、复溜的配穴，是对汗证治疗的一个有效配穴，有汗能止，无汗能发。温热病常见汗出，但不散邪，所以加复溜的肾经穴，以引阳入阴，不至于汗太过而不散邪。鱼际、曲池清透邪热。

加减：如见高热，可于十宣点刺出血；神昏加水沟、十宣。

● 运中宣散

运中宣散，主要针对脾虚湿阻，中焦不运的外感患者。时下脾虚湿阻之人很多，一见外感，患者一般是自行去药店里买消炎止痛药和抗生素治疗。消炎止痛药是非甾体类止痛药，有良好的发汗、退热、止痛等作用，其副作用主要是消化器官的损害，很多患者因服用消炎止痛药导致胃溃疡。而抗生素则是寒凉之性，本来就脾虚湿阻，再服用对消化器官有损的药，只会使脾虚更损，痰湿更甚。痰湿为有形之邪，能载气，亦能载邪，如果单纯发汗不化痰，这是攻其无果，反复的发汗，元气更伤，气化就更不利，于是痰湿就更甚，造成了一个恶性循环。有很多人说"为什么一个小小的伤风感冒，治疗大半个月还不好"，就是这个原因。所以对于脾虚湿阻的外感，治疗要运中宣散。汤药有成方"参苏饮"就是这个思路。现代人的体质虚，除了生活无节制的瞎折腾以外，乱治也是一个原因。网络时代，多数百姓觉得有什么健康问题就去网络上查一查，上述的外感乱用汗法是一个很主要原因。另外，还有乱吃泻药，因为现在审美观是以瘦为美，很多人在网络上见番泻叶这类泻药能减肥，加上一些厂家打出广告误导消费者排大便就是"排毒"，于是很多人平时也会吃泻药。要知用药促进大便的外排，这是中医治疗的"下法"易损元气，没事吃泻药只会使元气更虚，减肥体重没减轻，反而弄出一身病。

处方：天枢、足三里、丰隆、大椎。

方解：天枢、丰隆、足三里，全是胃经之腧穴，因胃为贮痰之器，脾虚湿阻，痰湿阻于胃，所以治疗上以取胃经。天枢是身体气机升降之枢，气机升降畅通，痰湿才能运化；足三里为胃之合穴，有健胃运中的效果；丰隆化痰湿；大椎散邪于外。

加减：痰湿化热，加阴陵泉、鱼际，因热性上扰，肺为五脏之华盖，痰热上扰肺必受之，所以用鱼际清肺，肺主表，并能助大椎散邪。

● 化湿宣散

上法的运中宣散，是针对脾虚为主的宣散，而本法的化湿宣散是针对湿阻为主的宣散治疗。脾虚会生痰湿，脾虚是本，痰湿是标，疾病有本急有标急之区别。比如临床上常见的湿温病，就是以湿邪充斥于三焦为患。湿性黏滞缠绵，只用发汗治疗，是汗出伤气伤阳而湿不去，所以治疗要以治湿为主，宣散为辅。汤药名方"三仁汤"是代表方。

处方：外关、阴陵泉、足三里、中脘。

方解：外关为三焦经上的腧穴，通阳维，能疏通三焦气机，且能疏散外邪；阴陵泉为化湿的要穴；湿重则中焦失运，常见纳呆脘痞等症状，加足三里、中脘以运中畅气。处方中的腧穴全用泻法。

加减：如湿重而见呕吐，加内关（泄），内关和外关相通，因为外关通阳维脉，内关通阴维脉，临床上常会用透穴治疗，以疏通阴阳；湿阻化热，见体温持续低热，加合谷清泻大肠；因误用汗法而邪没退，加照海；如湿重而见浮肿，加水道、归来，加强利湿的效果。

● 温阳宣散

温阳宣散，是针对阳虚患者外感的散邪之法。《伤寒杂病论》中"麻黄附子细辛汤"用温阳和攻散相结合。

处方：肾俞、关元、飞扬、大椎。

方解：肾俞用补法，关元用温灸（笔者一般直接以热水袋温敷小腹，如果因寒邪较甚，并见小腹疼痛，先在腹部皮肤上涂些风油精或白花油之类的药，再温敷。因为腧穴仅是一个点，除了专业的针灸医院外有良好的场所，一般情况下，治疗场所的气温并不适合肚皮裸露的施针灸，如果单纯只灸一个关元穴，除了穴位以外其他部位都在受寒，这样一来，不但达不到温灸效果，反而使患者再次受寒加重病情。另外关元穴附近有气海、大赫等穴，都有很好的温阳作用，一个热水袋可以把整个小腹都温着，同时将这些穴位一起温），两穴合用具有扶补阳气的作用；再针大椎（寒证，大椎针后也要温灸）、飞扬以散外邪。

以上是针灸方面的治疗，但在日常生活中，笔者素用生姜、红糖、黄酒混合煮热后服用，效果很好。生姜、红糖一甘一辛，可以起到辛甘化阳的效果，黄酒性温而能通。

● 消瘀宣散

瘀血为有形之邪，会敛邪。体内有瘀血，加上外感，宣散时一定要化瘀。瘀血这个概念，狭义的是指身体局部血不畅通，而广义的瘀血可用现代医学理解为微循环障碍，也就是说身体内的血流变慢都是瘀血。笔者治疗外感时会加些川芎、当归，有人不明白，其实就是笔者见脉有涩象，舌面上有瘀斑，嘴唇青瘀等较明显的瘀血表现，加些活血药于宣散剂中，更利于外邪宣散，特别是一些妇女行经期间洗澡闭经不行的患者，或手术后外感的患者等，更应加大活血化瘀药以促进月经外排，使外邪和内瘀分消。

处方：膈俞、血海、委中、大椎。

方解：膈俞为八会穴之血会，刺而泻之能散血消瘀；血海可统血归经；委中别名"血郄"，刺泻能散瘀血，如刺血拔罐能逐瘀外出。三穴均用刺泻，配合一起能起到很好的消瘀作用。大椎散邪于外，并且委中也有很好的宣散作用，笔者治疗外感见腰背僵痛者，独取委中，用针泻，并嘱患者在针泻时不断地扭动腰、肩，不一会就见有汗微出，身体的僵痛也随之消失。

加减：瘀血化热，加合谷、曲池；见神烦加内关、通里。

理 气 法

对于针灸的治疗作用，《黄帝内经》有"用针之类，在于调气""凡刺之道，气调而止""气有余于上者，导而下之；气不足于上者，推而休之；其稽留不至者，因而迎之"，说明针刺的主要作用在于调气而已。

但气之调，有方有法，因为气机郁滞在不同的身体部位，治疗方法也不同。比如《黄帝内经》说到"气满胸中，喘息，取足太阴大趾之端，去爪甲如韭叶，寒则留之，热则疾之，气下乃止"，这指的是气滞胸中的治疗；还有"腹中常鸣，气上冲胸，喘不能久立，邪在大肠，刺肓之原，巨虚上廉，三里"指出了气滞大肠而上逆的治法。

可见身体内气机不通的部位不同，治疗方法也不同。

● 醒神通气（开窍）

临床上如中暑、中风、高热等疾病，时常会见气机闭结不得出入，见神志昏迷，烦躁不安，牙关紧闭，二便不利等症状。治疗急当开窍启闭。

处方：水沟、十宣、合谷、太冲。

方解：气闭是指气滞到气机闭结的程度，所以开窍法实际就是理气法，不外是因为气机郁滞很严重（气闭是气机因气血亏虚至极或邪实壅滞严重而导致阴阳之气不能相接），治疗上方法也与气滞不一样，比如用中药治疗，一般的气滞，用陈皮、枳壳、香附就行；气机闭结则得用冰片、石菖蒲、苏合香等猛药以冲开气结。而针灸取穴也一样，得选择通调阴阳效果较好的穴位。水沟，又叫"人中"，上以鼻吸天气，下以口食地气，中间是人，所以叫人中，针泻水沟，可以沟通任督的阴阳之气，因为督脉总领一身之阳，任脉总领一身之阴，所以水沟穴就作为急救启闭的一个常用穴。十宣，是十个手指头，是手三阴三阳的经络交会，刺血泻邪，阴阳两经气机就交接相通了。合谷、太冲，是四关，针泻合谷、太冲叫"开四关"可以起到清热泻邪、散结通闭的效果。

<u>加减</u>：气闭挟痰（中医称为风痰），喘促痰鸣加丰隆、尺泽以化痰开肺；见肢体抽搐（中医上称为内风）加风池、风府；如高热不退之闭，加涌泉、内庭（刺血）以泻内热；如中风的肢体瘫痪，加血海、行间，以行瘀清热。

因为气机闭结不通，治疗上用针全用强泻或直接刺血。

● 行气导滞

气滞不通，气机的升降出入就为之受阻，其中以肺、心、肝、肠、胃较为常见。

<u>处方</u>：膻中、气海、内关、足三里。

<u>方解</u>：肺主一身之气，心行一身之血，气运血，血载气，气血是并行的，所以治气滞要考虑到通血，膻中、内关两穴，膻中为气会，内关行血以运气；膻中、气海相配，可以升降气机，我们可以发现，膻中和气海两个穴位，一个处于上焦，一个处于下焦，但这两个穴都处在任脉上，任脉是任一身之阴，这就体现了阴阳互根互用的道理，因为阴能载阳，阴行则阳亦行；中焦为气机升降之枢，内关疏上，足三里导下，以调三焦之气机。这四穴是疏导气机的总穴，一般气滞之病都可以此四穴为基础配穴。因

为针对疾病是以邪实（气滞），所以针法全用泻法，气海可用小针轻泻。

加减：如气滞于心（比如冠心病），加泻心俞；滞于肝加泻肝俞；腹胀明显，加泻天枢；小腹胀痛加泻归来、中极。全用泻法。

● 理气和胃

胃脘气滞，见腹脘饱胀痞满，中药治疗以宽中理气为主，如成方"香砂六君子汤"加味。

处方：内关、中脘、天枢、足三里。

方解：内关疏散胸腹之气，中脘、天枢两穴，对肠胃气滞有很好的效果，并且又直接在腹部取穴，针对胃肠气滞效果很好；足三里，针而泻之，强以降胃气，以顺胃之通降。

加减：全用泻法，但腹部之穴，可用细针。中脘留针可时间长些，足三里可强泻。如见整个腹部都气胀，加胃俞、大肠俞，轻泻，使胃和大肠整个消化道的气滞得以疏通；如因受寒而气滞，笔者时常去户外活动，大汗出，冷风一吹就造成腹胀痛，平躺时不能呼气，呼气腹部瘪下去后更痛，先在肚皮上涂点风油精，再用热水袋热敷，不一会见频频排气，腹痛即消，也可直接喝些白酒以温散，针后局部温灸。

● 疏肝理气

肝为一身气机升发的萌发点，气郁则阳气不能升发，这就是所谓的"肝气郁滞"，见精神抑郁、胸闷太息，咽中有异物等症状，治疗当以疏肝理气。

处方：肝俞、期门、内关、足三里。

方解：气郁之胸闷太息是气机被抑，胸中无气可用，大口吸气以自救。所以胸闷太息有虚有实，虚是气虚不足，实是气滞不通。从脉象上很好区别，脉见弦劲有力为气滞，脉见沉弱为气虚。气滞当泻，气虚当补。本法针对的是气滞之有余，所以针法得泻。处方中的肝俞、期门，是针灸配穴上的俞募相配法，针而泻之以舒肝解郁，调畅气机。内关、足三里针而泻之，以调气开郁，和胃降逆，因为气郁则胃先失运，所以足三里对于治疗郁证有实际的功效。

加减：气郁化热，加行间。行间和太冲不一样，太冲起到润的作用，行间则是偏于疏泻，气郁到了化热的程度，说明郁较严重，所以刺泻行间为好；郁火上扰心神见心烦失眠，加太冲、太溪、神门，全用泻法，以去郁火；妇女月经前乳房胀痛，加膻中，刺泻，以理气化痰结；月经小腹痛，加三阴交、中极，针以刺泻，如疼痛严重，加行间，刺泻。

化 痰 法

痰是一种病理产物，是体内水湿气化不利凝聚而成黏稠样的半液体。人体对水湿气化的前提，在于五脏的功能健全平衡、三焦通利、经脉畅通，所以古人对于治痰有"见痰休治痰"之说，只有绝痰之源，才是治痰之根本。因为痰虽说是一种病理产物，能载邪，影响身体健康，但痰亦能载气，只化痰攻痰，同时也在耗伤元气（气随痰消）。但对于水湿的气化虽说是五脏参与，但肾主藏精（精气），为元阴元阳之宅，所以肾是气化之根；脾主运化，脾之升和胃之降，为身体气机升降之枢，所以脾是气化之制；肺输布水湿为气化之本。

但痰有寒有热，寒痰以阳气不足，无力温化；热痰为热邪太过炼津成痰。另外，痰还会随气血流于全身，使病情变得奇怪而多变，所以古人说"怪病多痰"。痰阻闭经脉，使人体出现昏迷或肢体抽搐等症状，如风之状，所以又称为"风痰"；痰阻于肺，黏滞难以外排，有燥之象，又称为"燥痰"。但痰终是病理产物，留于体内会致病，所以对于痰的存在，还是要祛除。

痰，在针灸方面，《黄帝内经》中称为饮（如"民病积饮心痛"），但没有具体的治疗方法；《针灸甲乙经》对痰饮的生成提到了"水浆不消发饮"，对于治疗上提到"溢饮胁下坚痛，中脘主之"，说明了饮食不消化而生痰，用中脘穴来治疗。到了《千金方》才明确了用灸法来治疗痰饮，金元以后的针灸医家们，对痰的针灸治疗才日渐完善。而汤药在治痰方面要完善得多，早在《伤寒杂病论》就有专篇论述，后来历有发挥，到丹溪则集大成，丹溪在治痰方面的成绩，可以说是千古难得。

● 温化寒痰

见痰清稀、量多、易咳，舌淡苔腻，脉沉等，这是阳气不足，气化不利导致内生痰湿。治疗当温化。

处方：关元、肾俞、中脘、丰隆。

方解：关元、肾俞温而灸之，能温肾壮阳，以促气化；中脘（如果寒象明显，中脘亦用温灸）、丰隆针而泻之可以运中化痰。

加减：如见咳痰不利，加肺俞、中府宣肺；见胸闷加膻中、肺俞宣畅气机；见气短，是脾肺气虚，加脾俞、肺俞补脾肺之气；清痰量甚多，加阴陵泉。

● 清化热痰

痰热内阻，肺气失畅而见郁热积滞，治疗当化痰兼以清宣肺气；肺和胃为贮痰之器，胃属阳明，多气多血之腑，痰阻影响食物的运化，食积和痰阻相合极易化热，所以治疗上要重视通胃腑；肝寄相火，为一身阳气升发之门户，痰热之邪，也易和肝中相火相合为患，见痰热的治疗，稍见肝热，就要及时清肝，要不肝气向上冲逆，痰会随火（气）直冲于脑，形成中风等危重之疾病，很多中风患者，并不是说病就病，而是在中风发作之前就有很多痰热瘀阻化热的表现存在，只是患者总觉得是"上火"不去重视而已。

处方：肺俞、鱼际、中脘、丰隆。

方解：肺俞、鱼际，针而泻之，可清宣肺气，以利痰之外排；中脘、丰隆针泻能畅中化痰。

加减：痰热甚加合谷、三阴交，肺和大肠互为表里，针泻合谷清大肠以散肺热，三阴交扶养阴气而能通利水湿；痰热闭结气机见大便燥结、烦躁不安、胸闷痰多，甚则喜笑狂妄、毁物殴人，则去肺俞、鱼际，用风府、风池以疏散脑中之热；水沟以通任督之阴阳；行间、内庭刺血以泻火下行。痰热阻肠，见里急后重，加阴陵泉、大肠俞、天枢，针刺泻以去肠中积邪。

● 祛风化痰

风痰，不是说外风，而是指内风。风不外是阴阳两气的流动而为风，热则风亦热，寒则风亦寒，所以外感病，冠名以"风"字，比如风湿、风热、风寒、风燥等，指的是人感受外来之邪，这里的风就是指外的意思。而风痰，则是指痰闭气机，人体见风象（风性动。古人对风的理解，风是人的肉眼看不见的，但通过草树等物体的摇动而知道有风的存在，所以引用于人体，见人不自觉地抽搐，如风吹物一样动起来，所以理解为内风），这有两个方面，一是痰阻气机，气机闭结很严重，气血不能畅行，比如笔者以前在山村生活，夏天人在野外劳作淋雨后，有些人也会见肢体不自觉地抽动，吃了生姜汤就好，这就是外湿入里阻滞气机造成气机不畅而见抽动（《黄帝内经》关于病机十九条方面的内容，湿邪里写得很详细）。另一种是热邪闭结，比如温热病的高热不退，影响气机的畅通而人见昏迷抽动（中医称为"肝风内动"）。而痰热闭结，更易使人昏迷抽动，这就是所谓的"痰热化风"。针对这种情况，治疗上一是要化痰，二是要散热外出。

<u>处方</u>：百会、内庭、内关、丰隆。

<u>方解</u>：百会为诸阳之会，刺而泻之能速散内热（特别是脑部的内热，中风闭证是很常用的）；内庭为胃之荥穴，刺血以泻阳明内热，使热邪急泻于下。百会和内庭配合，一散一泻，以速去其热。内关为心包络穴，别走三焦，与阴维相会，刺泻能宽胸利膈、调气降逆；丰隆为胃之络穴，别走脾经，刺泻可以调和脾胃，涤痰泻浊。因痰热闭结严重，和上述的清化热痰虽说都是痰热为患，但本法针对的是气机闭结更甚，内热更甚，所以针法的刺泻要更猛。

<u>加减</u>：见神昏，加十宣（刺血）、水沟（泻）；见气结而大便闭，加天枢、三阴交，强泻手法；痰鸣声重，是痰阻严重的表现，加阴陵泉、照海，强泻手法。

● 润燥化痰

针无补法，所谓的润燥亦只不过是通过调气使津液输布更顺利，达到润的目的，如中药学所说的辛能润的原理一样。辛只能散，能润养的中药极少，只有当归等极少数几味药可以润而养。而麻黄、苏叶、桂枝、川芎、香附等，这些药全是活血化瘀药，只会有耗精燥血的副作用，何来之润。所以中医所说的辛能润，是指气机不畅，津液输布不利，通过行气活血，气血畅行后，液能正常地输布而润。如热病后期见形体干瘦、舌红无津、脉细数无力、口干舌燥、大便干结等一派津亏血燥之象，只有用甘润之药来治疗才能达到润而养才能治燥，如果再用辛药来治疗，只会燥上更燥。所以针灸的治疗，也是和"辛能润"的原理一样，针对的是津未亏的燥，如津亏之燥，还得用甘润之药来养阴润燥。

<u>处方</u>：肺俞、天枢、三阴交、太溪。

<u>方解</u>：人体的气血之生成是饮食入胃，通过脾散精于肺，再

通过肺输布。所以治燥之要在于肺和脾。肺俞刺而轻泻，可以宣通肺气以促进肺对津液的输布；天枢沟通气机升降之枢；三阴交调补肝脾肾而能养阴；太溪养肾阴。肺俞和太溪相配能达清肺养肾（肾阴虚明显可再加肾俞）；天枢和三阴交相配能调和脾胃、通腑泻积（热）；三阴交和太溪相配能养下元之阴。

加减：咽干痛可加天突、照海；鼻中干加合谷、鱼际；心烦失眠加神门、心俞；脾气急躁加太冲、肝俞；大便干结加大肠俞、上巨虚。

燥痰，是痰不多，但干结之痰，所以对于丰隆、水道、水分、阴陵泉等利水穴少用，而在于清宣布津。

化 瘀 法

瘀血是一种病理产物，也是一个主要病因。

瘀血的产生，有多种原因，总的来说分虚和实两种。虚证患者，气血阴阳的亏虚都会引起出血。气为血帅，气足则能把血固摄于经脉中循行，气虚则无力固摄，从而使血不能循经而行，导致出血，出血则留瘀；血为阴物不能自运，得以气为原动力推动血行，气虚则运血无力而瘀血生成；气为阳之渐，阳为气之甚，气和阳都属于阳，气虚严重会形成阳虚。所以阳虚出血是很常见的一个主要病证，如妇科崩漏，如见脉沉弱无力、面色苍白或萎暗，治疗上一定要以补气温阳为主，气阳足而能固摄血行。血得温则行，遇寒则瘀，阳虚不足则血寒而瘀。

血和阴同属，中医上常以"阴血"并提，阴血亏虚则血脉不充，如河流水少则易堵，水足则畅通不滞。阴血亏虚常见以高热（高热后体内的津液大量丢失，从而血脉失充，西医的输液就是为了快速补充阴液。古时没有输液技术，高热后见出斑，其实就是出血）或失血（如临床上的各种大出血）为主要表现。出血则必定会留瘀，所以分娩、手术、跌打损伤等出血，都会形成瘀血。

另外，血要清澈才能畅，如血液浑浊则血行必滞。如高血糖、高血脂，血液则浑浊，从而使血行变慢，瘀血生成。

虚证引起的瘀血，治疗上必定得以补虚为上，在补益的基础上化瘀，补虚必要以药食为主，针灸上虽然也说到有补法，但针灸的补法，自然不是指通过针灸直接往体内补充能量，而是通过调理人体的气机，促进食物的消化吸收。如针灸足三里、中脘有补益作用，能促进脾胃的运化；气海、关元的补益，在于促进肾气的固精。针刺手法的补益是针对特定腧穴而论，如水沟、十宣、十二经的井穴，不论用何种针刺补益法，只有泻而无补，这一点一定要明确。另外对于中药方面，《金匮要略》中用"大黄䗪虫丸"治疗瘀血（书中称为干血，干血就是久瘀的死血），但瘀血已经造成虚劳证，治疗上单纯用化瘀药会使人体内的气血越化越亏。临床上有些子宫肌瘤的患者服用大黄䗪虫丸有效，这也是因患者元气尚可。因为一切治疗都是建立在元气的基础上，若体虚无力运药，任何治疗都是空谈。记得蒲辅周前辈治疗某元气亏虚患者，患者任何药和食物都不能进，只能喝些绿茶，蒲老接手治疗后就停止一切治疗，只让患者喝些绿茶，渐渐的患者的胃气开始恢复，再逐渐用一些剂量很轻的药进行调治，最后治愈。

所以治病之要，一定要以时时培补元气为上，有瘀要化瘀，但化瘀得在培补的基础上进行。

另外，化瘀还要考虑到瘀血与其他病邪相互结合的问题，如瘀血和痰湿互结的治疗、热结和瘀血互结的治疗、寒邪和瘀血互结的治疗、食积和瘀血互结的治疗，都不是单纯用化瘀治疗就能取得理想的治疗效果，一定要分消病邪。

化瘀还要考虑瘀血的部位，不同部位的瘀血治疗方法不同，比如肠胃中的瘀血，要结合通腑；妇科内生殖器官的瘀血得结合月经周期，来月经时直接排瘀外出。只有详细考虑这些问题，治疗上才能取得理想的效果。所以针灸化瘀不是如《针灸学》教科书上所说乱刺膈俞、委中、血海等具有活血化瘀的穴位就能治病。

本文所论，是针对针刺化瘀的治疗，重点在于治瘀血之标。

● **散寒化瘀**

针对的是素有瘀血内阻再受寒的病机，如寒滞痛经加外感受寒者、外伤瘀血受寒等疾病。

妇科内生殖器瘀血有寒，治疗上单纯用针刺效果不著，得针灸并用。如月经将行之际见小腹疼痛难受，可用热水袋外用温敷小腹，配合针刺脾经的三阴交、血海，针用泻法，一直到月经行经三四天都这样治疗，会排出很多瘀血块，很多患者一般治疗一次就痊愈，痛经不再发作。但这种直接排瘀于体外的治疗，对人体气血耗损较大，所以得配合补气养血的中药一起治疗。如果患者体虚，开始第一次治疗，得先用药食补益，元气足后一排而愈。如果同时遇外寒，可用电吹风吹大椎穴及周围区域或用热水袋温敷后颈部。人微微有些汗出时，外寒就散。人是一个内外一体的有机整体，外寒散，则内气调。

外伤受寒，治疗则比较麻烦，因为外伤本就有瘀血，再受寒，局部瘀血更严重且化热。临床常见患者术后高热，西医治疗后患者看似康复出院，但其实身体大亏。因为手术类似外伤，读者们要这样去理解。从手术室的环境来看，患者要脱了衣服才能进行手术，多少都会受寒。因为手术过程中患者的气血大亏，笔者一般不太赞成针刺治疗，因为针无补法，在于调气。而对于四肢受伤并且是久伤的外感寒邪，治疗上可热敷大椎、风池附近区域，以散外寒，也可针刺外伤对侧肢体进行治疗。如果伤在腰背部，则可针刺委中，可先把委中穴拍打红热后再针，用泻法直接刺血。

● 降逆化瘀

降逆化瘀主要针对脑部瘀血，比如脑瘤、癫痫、脑部外伤（包括手术）等疾病，都是脑部有瘀血的存在。

因为脑部瘀血，会压迫脑神经，使人的精神错乱，特别是急性脑外伤出血（中风出血亦一样）会形成脑疝，治疗上得促进气机下降。人体气机上逆，以肝为最急，治疗上多取肝经的太冲、行间等穴，但阳明是多气多血之腑，肝阳易和阳明之热相合为邪，所以见患者精神错乱，可以直接泻阳明，如内庭刺血，使气机下降才能保命。

祛 湿 法

水、湿和痰虽说同是水，但又不一样，水就是水（如水肿、肝腹水等是水），湿是水气（如暑湿），痰是黏稠的水样物。水和湿，从形态上来理解，流动的为水，蒸气是湿，泥浆一样的为痰。因为形态不一样，治疗也不一样。比如治水在于通利，治湿在于燥化，因痰性黏滞，所以治痰在于滑（滑能去着，半夏、贝母等都是滑药。张子和提出十剂概念后，李时珍宗其说，如《本草纲目》对半夏的理解就是"滑痰"，而不是现代教科书《中药学》所说的"燥痰"）。但因为身体对水湿的气化，原理都是一样，所以治疗水、湿、痰的生理气化方面的基础还是一致的。

● 健脾燥湿

脾主运化水湿，喜燥而恶湿，所以湿邪内蕴，首先就是困脾，如脘腹胀满、身体困重、大便黏滞（或溏泻）。这些表现主要都是集中在脾系统，所以治疗湿邪，主要就是调和脾胃。脾胃互为表里，脾升胃降，是身体气机的升降之枢。虽说有阳虚或肺气失宣等因素，但核心治疗还是在脾胃。

处方：脾俞、阴陵泉、中脘、足三里。

方解：脾俞和阴陵泉健脾利水，运中焦而化湿滞；中脘和足三里运中而通降。

加减：感受外湿，治疗当宣肃肺气，加肺俞刺泻；阳虚不足，加肾俞，用补法；湿滞严重而见呕恶，加内关刺泻。湿已化热，成为湿热，见身热不清，加合谷、风池；如湿热郁胆见黄疸，加阳陵泉、丘墟，用泻法（黄疸重用强泻）。阳陵泉为胆之合穴，如《灵枢·邪气脏腑病形》中有"合治内腑"；《灵枢·四时气》中有"邪在腑，取之合"。丘墟为胆之原穴，如《黄帝内经》中有"五脏有疾，当取之十二原"。

● 利水渗湿

燥湿和渗湿不同，燥湿是消法，渗湿是逐法（逐，是驱逐之意，是把邪直接排出体外），以挫病势。

处方：脾俞、肾俞、水分、阴陵泉。

方解：脾俞、肾俞调补先后天，以促气化；水分以分流水湿（水分，可以说是利水的一个专穴，如《外台秘要》载"主水病腹肿，孕妇不可灸"；《铜人腧穴针灸图经》载"若水病灸之大良，或灸七壮至百壮止。禁不可刺，针，水尽即毙"）；阴陵泉健脾利水渗湿。

加减：水为阴邪，得温才能化，所以对于治疗水湿病，总体治疗在于温化。湿易化热，因为湿邪本就是水气。但水邪，十之八九都是寒，所以治疗上当温。汤药方面，《伤寒杂病论》中有"五苓散""真武汤"等温阳利水之方。"肾着汤"可以说是平性；另外还有"猪苓汤"是偏凉的，但"猪苓汤"针对的是阴虚水滞，阴虚水滞的患者，现在不多，主要集中在肝腹水后期，因为过用利尿药（特别是西药的利尿药）伤阴，所以采用养阴利水。以前阴虚的患者较多，因为以前没有成熟的输液技术，一次外感高热，愈后调养失当就常见阴虚，而现在输液技术成熟，见腹泻、发热，首先就是输液救阴，因为输液只能急救一时之阴津，但不能扶补气阳，所以现在多数患者以阳虚为主。如见脉沉就当温阳，针灸上可以温灸关元、气海等穴，以促进振奋阳气；但另外还有一种弦劲有力的脉，这是水湿的程度很严重，并且阳虚也很严重，治疗当大补大攻，针灸无补法，对于这样的疾病，针灸只能作为辅助治疗，还当以汤药为主。笔者对这类的危重患者，以"真武汤"加大剂生黄芪为核心用药，另加活血化瘀药治之。

消 积 法

积，就是食积，指的是食物停滞于胃肠不消化。食积为有形之邪，会直接影响食物的消化吸收，造成营养不良，如小孩子长久的食积，会形成"疳积"，见个子瘦小、易感冒等情况，中医儿科学方面有专门的篇章论治。

治积，是消法，依据"坚者削之""积者散之"的治疗原理而确立。如《黄帝内经》载"腹满、食不化、腹响响然、不能大便，取足太阴"，明确地指出了饮食不化及症状，并且用调脾来治疗。

● 消积导滞

消积导滞，是针对食积而言。过度饮食，超过了脾胃的运化功能，影响了胃肠的传导能力，见胸胀脘满、嗳酸馊味等，治疗在于通腑去积。

处方：内关、中脘、足三里、天枢。

方解：积易化热滞气机，得及速而去，内关畅胸腹气机；中脘、足三里运中导滞；天枢升降上下气机，刺泻能导气下行。治疗手法全用泻法，留针的时间可长些，在留针过程中时不时地刺激，以加强导滞下气。

加减：如饮食过热（这里的热不是指食物的温度，而是指热性的食物，如酒、肉、油腻的高热量食物，或烧烤类、油炸类、辛辣类等食物），极易化热，形成湿热内滞，比如晚上过食热物，次日生疔疮，《黄帝内经》中的"膏粱厚味，足生大疔"就是此意，可加内庭（刺血）、合谷（针泻）以泻内热；如食冷油腻之物，或食物受寒之积滞，这是寒积，针药一理，治疗当温导，上处方四穴中，内关、足三里、天枢用针泻，中脘用温灸，这是导寒积之法。对于中药治疗方面，可用焦三仙、干姜、厚朴、当归、桂枝、大黄等，形成温中行滞，再加大黄通下的治疗思路。

● 消痞化积

消痞化积法，是针对食积日久失治，脾胃的升降气机受影响已很明显，见脘腹痞胀、纳呆体乏、不时嗳气等中焦不运、腑气不通降的症状很明显。此时病情是虚实夹杂，不似食积以急攻去邪，治疗当攻补兼施。

处方：脾俞、中脘、足三里、内关。

方解：本法的处方和上法消积导滞的处方只是去天枢，加脾俞。但意义大不一样，天枢针而泻，是祛邪下气，而脾俞则是健脾运脾。另外针刺手法也很关键，食积速攻，用针手法在于强泻，而针对食积日久见有虚象，则以平补平泻，并且泻的强度也要小，可用小针轻泻。这样两种方法一对比，一是攻泻，一是扶正祛邪。

加减：久积会化热，见热邪上扰，加内关、三阴交，针而泻之，以导热下行；食积为有形之邪，阻于体内会直接影响气机，造成瘀血阻于胃肠，如有些患者见长期腹脘痞胀，去医院看病，胃镜图像显示胃体的静脉曲张、胃体的颜色暗黑，这就是瘀血阻胃，治疗当在消痞化积的基础上再加活血化瘀，中药处方中加用当归、川芎、桂枝等药以温化瘀血。而针灸方面可加膈俞、血海，针而泻之，并且中脘穴可以用温针（留针时在针尾应用艾炷灸），以行胃中血滞，或可针药结合，用补气运脾、消积化瘀的中药，和针灸配合治疗，效果更好。

● 健脾化积

食积日久，胃脘痞满，时下中医治疗多以消导攻积为主，如果医院里胃镜检查诊断为胃炎，于是中医师会泥于一个"炎"字，用黄连、蒲公英等大队的寒凉药"消炎"，于是很多患者越治越严重，脾胃的运化功能越治越差，体质越治越虚弱，最终造成疾病以虚为主，邪实为次的积滞。本法的健脾化积，就是针对以虚证为主的食积。

处方：脾俞、中脘、足三里、内关。

方解：本处方和上法一样，但主要在补泻上做文章。以虚为主的食滞，治疗上以补虚为上，脾俞用补法，中脘或温针或温灸，足三里平补平泻，内关轻泻。这样的方法处理，就能达到使治疗偏于补养。所以针灸是很有意思的，同一个腧穴，补泻不同，效果相反，比如天枢穴，可以治疗腹泻，也可以治疗便秘，这全是在补泻手法上做文章。

加减：久病及肾，长时间的营养不良（元气不足）会伤肾元，治疗要加肾俞、气海，用温补法；但还有些患者，见脾肾两虚、中焦不运，整体表现阳虚明显，但又有积滞的化热之象，此时的治疗，在于以温阳运中为主，辅以清散郁热（对于这个原理，笔者在《医道求真》里有论述），可温灸肾俞、气海、中脘以温阳，针内关、足三里、脾俞、天枢等以运脾化积，再针合谷、行间以散热。而对小儿积滞日久，纳差乏力可于手指指尖关节缝找积节点，如见手指关节缝里有结节，用针挑刺挤掉内容物即可。

清 热 法

　　清热法是治疗热证、火证的方法。因为热邪的程度不同，伤阴的程度也不同，所以对于清热法，一般以清泻实热、清热养阴等来区别。但热邪必定会伤阴，所以治疗热邪之时，一定要时时顾护阴津，这是作为一名临床医生所必须掌握的。另外因为热邪在人体病位上的趋向性，笔者还是觉得直接以脏腑和气血针对性区别清热为好。

　　对于清热法的应用，热病的病因病机、诊断、治疗、预防等内容，《黄帝内经》中的《灵枢·热病》《素问·刺热论》等篇章都提出了详细的论述，《伤寒杂病论》中治疗外感热病，就是把这些内容编著而成。但对于发热病的治疗方面，《黄帝内经》还有"体若燔炭，汗出而散"等理论，但这是针对风寒闭表的发热，郁热内闭，用汗法而散热，这和后世所说的清热法不一样。本处所论述的清热法，是指没有外感病的其他内热，如果外感病的发散，治疗在于以宣散为主，哪怕是有大热的温热病，也是在清热中加以宣透，而不是单纯的清热，两者意义不一样。

● 清肺热

　　肺热，指的是肺中郁热，热则伤阴，肺热一般多见阴虚，所以治疗上得以清肺养阴为主，中药方面有清泻肺热的"泻白散"，有清燥润肺的"清燥救肺汤"。肺郁痰湿之热，见"清化热痰法"，本文所论的是以清热养阴为主的治疗。

　　处方：肺俞、鱼际、肾俞、太溪。

　　方解：肺俞、鱼际清宣肺气，使郁热外散；肾俞、太溪养肾以滋肺。肾为一身阴阳之根，肺主宣肃，肺热则肃降无权，用清宣肺气之法，可以促进肺气之肃，使上浮之阳得以下潜，所以肺俞、鱼际用泻，肾俞、太溪用补。

加减：以上四穴为清肺养阴的基础处方，如见热象明显，加合谷、曲池以泻大肠，大肠和肺互为表里，大肠清则肺气得以清肃。如用汤药治疗肺热之咳嗽，并见大便不畅的患者，单纯清肺止咳效果不明显，在处方中加枳壳、大黄，大便通行，咳嗽顿止；并见心烦热，加内关、通里；郁热咳血、鼻血加孔最、少商，孔最用针泻，少商点刺出血；肺热耗阴，心神不安，加心俞、神门。

● 清心热

　　心属火，欲望无穷则相火上浮于心，丹溪之"相火论"论之甚详，治心浮热之要在于清心灭欲，但已见浮火扰心，还得治。治疗的原则在于清心养肾，使浮阳归潜，但浮阳是标，标急则以急治标为主。

　　处方：心俞、通里、肾俞、太溪。

　　方解：心俞、通里清心降气，经络上的腧穴有很多意思，同是心经上的腧穴，通里和神门相距就这么点距离，但神门偏于安神，而通里偏于清热通降。通里是心经的络穴，络小肠。从穴位的名称上来理解也很有意思，通指通道，里指内部，指的是心通向小肠的通道。心为阳为火，心火要下降，全在小肠的通降，所以对于降泻心火，取通里能更好地使心火归潜于肾；肾俞、太溪养肾阴以制心火。

　　加减：热积过甚，见气喘胸闷，加内关、曲池，火邪过郁，会郁结气机，如温热病的高热会使人昏迷厥逆，就是内热太过使气机闭结不通。心火太过，加内关以行血通气机，加曲池疏散郁热。从疾病上来看，过热总在阳明，要么在肠，要么在胃。邪在上"高而越之"，所以取手阳明大肠经之穴以疏散，治病要三焦分位，原理就在此。或可直接在少冲穴上点刺出血，直泻心火；见神昏，加水沟（刺泻）、十宣（刺血）；热积便秘加天枢、足三里，久留针并强泻。

● 清肝热

肝寄相火，与肾同源，肾阴虚则无力制约肝中相火而见肝阳上亢，所以肝之热者，莫不因肾精亏虚造成。治疗之要，在于养肾清肝。

处方：肾俞、三阴交、肝俞、行间。

方解：肝俞、肾俞相配合，以达滋养肝肾的作用，针刺泻之可以清热而养阴；三阴交，一穴而通三经，针而泻之可养阴降气；行间为肝之荥穴，《难经·六十八难》中有"荥主身热"，说明荥穴主要用于热病，行间针而泻之，可以泻肝降逆。对于肾俞穴能不能针刺来泻邪的问题，现在很多针灸师泥于肾主封藏，不敢用泻。其实所谓的泻法，不外是用针的刺激度要强些而已，针本无补法，在于调气，泻是调气程度强罢了。而对于肾俞的针泻，是没有问题的，特别是腰部有伤，可以刺血。笔者曾见村民上山抬木头扭伤了腰，疼痛了十余年，一次一个外地来的走方医，在其肾俞穴处刺出黑血，从此没再腰痛。医者嘱患者坐在不高不低的凳子上弓着腰，并在患者肾俞穴处较用力地拍打数十下，取出粗针在火上消毒，等针凉了快速刺针，又快速出针，见黑色血外射。

加减：肝热过甚已见肝风内动，加内庭（刺血）、风池（刺泻）、曲池（刺泻），不论内伤还是外感，暴热总是在阳明，哪怕《伤寒杂病论》的少阴病中还有用"承气汤"以急泻阳明之用，肝热过甚，取内庭（泻热于下）、曲池（散热于上），使阳明之热速去而肝气得清。肝和胆互为表里，肝热上扰太过，见上焦结热取风池以疏散，上热得散，才能降气于下，这就如缪仲淳所说的治火在于降气。

● 清胃热

胃属阳明，为多气多血之腑，且为贮痰之器，饮食稍有不慎就积滞化热，所以胃热之病较常见。时下饮食多样性，社会变化也快，应酬吃饭是平常事，酒、鱼、肉、烧烤等极易使胃中积热。胃主通降，所以治疗胃热在于通降中予以清热。

处方：内关、天枢、足三里、内庭。

方解：内关疏畅胸腹气机，天枢疏畅身体中部升降气机，胃要通降，得疏畅气机，气通才能降；足三里、内庭降胃通腑。因病为热，治疗在于攻邪，所以针用手法在于泻，如热重，内庭直接刺血，以折火势。

足三里为胃之合穴，又是胃的下合穴。《灵枢·本输》载"六腑皆出足之三阳，上合于手者也"，说明六腑之气都通向下肢，在足三阳经上各有合穴，而手三阳经上又有上下相合的关系。《灵枢·邪气脏腑病形》载"合治六腑"，说明脏腑之病应取下合穴。"胃合于三里，大肠合于巨虚之上廉，小肠合入于巨虚之下廉，三焦合于委阳，膀胱合入于委中，胆合入于阳陵泉"可知胃、胆、膀胱三脏腑的下合穴就是其本经的合穴。《灵枢·本输》载"大肠、小肠皆属于胃"，三焦是"太阳之别""入络膀胱"。《针灸甲乙经》载"委阳，三焦下辅俞也"，膀胱主藏津液，三焦主水液代谢，二者关系密切。因此，大肠、小肠下合于胃，三焦下合于膀胱经。因为六腑之气下合于下肢足三阳经的腧穴，所以六腑有热，取其下合穴配合治疗，能提高治疗效果。

加减：如见痰郁积热，加丰隆、阴陵泉，化痰以去热；食积化热见胃脘痞胀，加大横、中脘，刺泻以畅气机；肝寄相火，胃中积热易和肝火相合为患，中风等病可泻胃以清肝，胃热并见肝火，也可泻肝以降胃，加行间、三阴交，刺泻去热。

● 清大肠热

处方：曲池、天枢、上巨虚、三阴交。

方解：对于胃和大肠的热，《伤寒杂病论》中并没有具体的

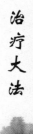

治疗大法

区别，统称为"阳明病"，但将阳明病分为"阳明经病"和"阳明腑病"。从治疗处方上来看，治疗阳明经病用的是"白虎汤"，而治疗阳明腑病用的是"承气汤"，从承气汤的用药和治疗作用上来看，主要在于通大便以泻积热，大便是积于大肠，而非积于胃，可见治疗大肠之热，在于通泻。不论是大便燥结的热，还是湿热滞于大肠的痢疾等疾病，治疗的原理都一样，在于通泻去积而达到清热的目的。大肠之热，上得疏散，下得疏导，所以上肢取曲池以疏散郁热；中取天枢以升降身体中部气机；下取大肠下合穴上巨虚，三穴合用刺而泻之，能清导大肠之热。三阴交能养、能利、能降，强泻能通利二便而祛热。

加减：大肠和肺互为表里，大肠热结会影响肺气宣肃，加鱼际、肺俞，针而泻之；大肠和胃同属阳明，见热结过甚，可内庭刺血以折热势；大肠郁热，大便结闭不行，见热邪上冲势猛，可与肝之相火合邪，加行间强泻，内庭刺血。

● 清小肠热

心和小肠互为表里，心热见元气不足者，常见阳邪下陷于小肠，而见小腹胀痛、小便赤涩、茎中作痛等症状，中药治疗用"八正散"，用药上以车前草、萹蓄等利水通淋之药清利湿热。用针灸治疗只是治疗手段不同，但原理一致。

处方：通里、小肠俞、下巨虚、三阴交。

方解：通里为心之络穴，针而泻之，对心和小肠一起清泻；小肠俞和下巨虚配合刺泻，可清泻小肠实热；三阴交滋阴降火、利水通淋。

加减：见小腹胀痛明显，针泻关元，关元为小肠募穴，对小肠热滞的小腹胀痛效果很好；见口舌生疮，咽喉疼痛，加合谷、大陵，刺泻，以散上焦之火结，或可于少冲刺血折心火。

● 清膀胱热

膀胱为贮尿之器，热积膀胱多见于湿热之邪下注膀胱，使膀胱气化不利，治疗以清利为上。

<u>处方</u>：膀胱俞、中极、肾俞、三阴交。

<u>方解</u>：膀胱俞为膀胱的俞穴，中极为膀胱的募穴，两穴配合，可调膀胱的藏津决水之能，如用刺泻则能起到清利膀胱湿热的作用；肾和膀胱互为表里，针肾俞能助膀胱气化；三阴交养阴清火、凉血散瘀、利水通淋，可通利水道，又能缓解小腹疼痛。

<u>加减</u>：如见发热，于委中刺血。委中为膀胱之合穴，对内可以清泻膀胱之热，对外可以解外邪，特别是外感热病移热于膀胱，委中刺血往往一针而愈。

● 清胞宫热

肾主生殖，胞宫为育子之处，随着月经周期的变化，子宫内膜会有排出和增厚的消长变化，但主要以血为用事。脾统血、肝藏血主疏泄，所以治疗胞宫之热，多以肝脾论治为主。

<u>处方</u>：中极、血海、三阴交、行间。

<u>方解</u>：任脉起于胞宫，任一身之阴，月经古称为"经水"，亦为阴物，中极刺泻能清任脉之热邪；血海能引火归经，刺而泻之能清利胞宫血滞之郁热；三阴交疏运肝脾，又能清利下行，和行间配合，能泻热于下，使胞宫之热逐之于体外。四穴合用，使瘀滞和水均能清利下行，以祛热邪。如见腹中切痛（如子宫内膜炎、子宫腺肌病等炎症较重时，会见子宫里如刀刮一样的剧烈疼痛），这是气机郁滞严重，积热甚重，要久留针，并且在留针过程中反复地刺激泻邪，并在一天之内泻数次，特别是行经之时，能使邪热随经水外排。

<u>加减</u>：见白带量多而腥臭，加水道、阴陵泉刺泻以利湿去热，因带下总是湿，湿热郁滞胞宫得利湿以去热；见腰酸加肾

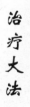

治疗大法

俞、带脉，针泻能疏利气机以利腰；伴发热，刺泻合谷、曲池。

温 养 法

《黄帝内经》对温法有较多的论述，如《至真要大论》中有"寒者热之"、《阴阳应象大论》中有"形不足者温之以气"、《经脉》中有"寒则留之"、《异法方宜论》中有"脏寒生满病，其治宜灸焫"、《禁服》中有"陷下则徒灸之，陷下者，血脉结于中，中有着血，血寒，故宜灸之"，其中对针灸方面的温法，一是留针时间久，二是温灸的治疗方法，但具体的腧穴应用方面论之较少，但总不外是以五脏生理功能等为指导思想。后世医家，很多推崇温灸法，比如《外台秘要》《千金要方》《扁鹊心书》《神灸经纶》等书籍中都有大量关于温灸的内容。但除了温灸以外，针亦能温，比如著名的"烧山火"手法，针后人会有发热感，还有《针灸聚英》里有"回阳九针法"等内容，都是用针温。

但从实际上来看，针总是在于以通为主，灸在于以温养为主，还是有些偏重的，如寒滞，用针为好，虚而不足，用灸为上。但对于温养法，是温而养，不是温而补。养是有疏通之意。因为阳气亏虚则无力气化、无力行气，所以在温中还得有疏通才使气血周运，这才是真正意义上的温养。

● 温阳补心

心为火脏，要有肾阴之制心火才不过亢而下潜于肾。然肾阳为一身阳气之根，肾阳虚则无力升发，使心阳亦虚，致使心无力行血。治疗要温阳通脉以运心阳。

处方：心俞、内关、肾俞、气海。

方解：肾俞为阳气藏匿之所，针而温之能补益肾元之命火；

气海为生气之海，用温针可温灸，可以扶阳益气、培元固本，肾俞和气海合用，能温养下元之阳；心俞是心气注输之处，用针后得气不留针的方式，可补益心气；血遇寒则凝，阳虚之人，血行不畅，所以用内关，内关为心包经之络穴，络三焦，交会于阴维，用针平补平泻，能强心通脉、理气活血，使阳气足而能畅行三焦。

加减：见阳虚水肿之心悸，加灸水分、阴陵泉以促行水。

● 温脾运中

脾主运化，为胃行津液。脾阳虚则升发不力，由是胃为之不运，所以治疗脾阳虚一定要治胃，这才能使中焦畅运，气机升降得宜。

处方：脾俞、气海、中脘、足三里。

方解：脾俞温而调之，能调理脾气、暖脾阳；气海为生气之海，温能振奋元阳；中脘、足三里温之，能温胃化滞。如脾阳虚不运，见脘腹痞胀，中脘和足三里最好不用灸法，而用针法来温，得气后久留针，留针过程中时不时地把针拔出近皮下处，再慢慢地捻转进针，如是数次，可以达到很好的温通胃气的效果，因为胃总是要通降才顺，只用温灸不疏通气机，反会灸成他患。时下艾灸成风，很多人乱灸，原来一个虚寒证，温灸之后，阳气没得到温益，反灸成了湿热郁滞。因为阳虚则气化不利，多见内生痰湿，只温灸不疏通，火毒内攻，火邪和体内的痰湿相合，于是就成了湿热。要知社会变了，患者的身体也变了。以前的百姓多见体瘦（笔者小时生活在山村里，村民大多消瘦），改革开放以后，百姓生活的物质条件才见好转，所以以前留下的针灸理论没错，但学习应用时要懂得变通。

加减：阳虚则血滞，血滞则气机亦失畅运，于是多见便秘（年老体弱的阳虚之人，多见阳虚便秘），加天枢、大横以行气机，行气导滞，使气血输运；见腹泻，这是阳虚有湿和阳虚不固都存在，加神阙隔姜灸，天枢温灸（天枢为大肠之募穴，针能清泻肠热而通便，温灸能敛肠止泻）；见腹泻完谷不化，这是肾阳虚，加肾俞、命门，温灸。

● 温肝散寒

肝内寄相火，为一身阳气升发之门户，因肝经绕阴器、抵少腹，肝寒不足则升发不力，寒不能外祛，见气血凝滞，不通则痛，于是见少腹胀痛、睾丸坠胀或冷缩疼痛。治疗要温肝散寒、行气通血。

处方：肾俞、关元、三阴交、行间。

方解：肾俞、关元温针或灸，可以补元益火；三阴交温针能益火通血，以行气滞；其中关元穴为任脉和足三阴经之会，三阴交是足三阴相交之处，合用能调养足三阴之阳。阳不足则气血滞涩，取行间针而泻之，以疏泄厥阴、行气活血。

加减：疝痛严重，加大敦，温灸。大敦为肝之井穴，温灸能暖肝散寒，理气止痛。大敦，刺血则泄热降气，温灸则暖肝散寒，所以针和灸对腧穴的治疗作用，还是有很大差别的。

● 温肾纳阳

肾阳为人体阳气之根，五脏六腑无不借肾阳以温养，肝中之相火，亦全赖肾阳为温养，脾之运化亦靠肾阳之温，心之运血畅脉，肺之卫外御寒，都是肾阳为本。

处方：膻中、气海、肾俞、关元。

方解：针膻中、灸气海合用，可引气下潜；肾俞、关元温能固养肾阳。因肾主封藏，对于肾阳虚的治疗，除了温还要固潜，如果单纯用温不用潜，则阳难复。中药名方"崔氏肾气丸"，如果仅用附子、肉桂，则火无以依，所以得用熟地之滋以养之，用山茱萸之酸以收之，用泽泻、茯苓、丹皮以降气机才能使阳气下潜，针膻中一可以调气（膻中为八会穴之气会），二可以降上焦之阳以下潜。

加减：阳气亏虚，气化不利见水湿内阻，加水分、阴陵泉温针。

针无补法，灸亦无补法。温灸小腹的关元、气海等穴，可以固摄阳气，但不能对阳气直接起到温补作用。针灸的作用是调动身体内的能量为用，是建立在人体的元气基础上才能发挥其作用，离开元气来谈针灸，是行不通的。所以对人体阳气的补益，必定是源于药食的补充，而不是靠温灸。温灸固阳，是把人体内的阳气巩固起来，收敛一块来用；而药食之补，是对能量的直接补充，是填充。一个是把体内的阳气收拾一起，一个是对体内直接补充，完全不是一个概念。笔者治疗阳脱证，自然先是用热水袋温小腹以收敛残阳，使阳气不过快地耗亡，接着马上是大剂的别直参，或别直参伍干姜、附子大剂与之，以补充阳气。比如人在寒冷的冬天，饿着肚子，人会觉得没力气又很冷，找个火堆烤火，人会马上觉得精神，但这不是因为烤火对人体补充了多少能量，而是饥寒交迫时，人的血流很慢，人的精神状况也很低落，烤火后，血流加快，人的精神状况也随之振奋起来，但要真正的补益，还是要马上找东西吃，有食物的能量提供，这才是治本之道。

如果阳气亏虚到《伤寒杂病论》中的"四逆汤"证（精神困顿到要睡去就醒不来，脉很细弱）时，还得通过药物来急扶补（直接补益）阳气，而不是通过针灸治疗。

通 络 法

通络法，是针对经络不通疾病的治疗方法，如关节痹痛、中

治疗大法

风半身不遂、风湿疼痛等，是目前各大医院针灸科，或民间针灸师用得最多的方法。其治疗上，主要是局部取穴（哪里疼痛治哪里），或插秧式的把全身扎满针。

经络不通，说是瘀滞，但有正气不足和邪气有余之区别，正气不足有气虚无力运血、阳虚经络失温血行不畅、有阴虚脉络空虚无阴血可运之瘀滞等；邪气有余在于瘀血阻滞、寒邪凝滞、痰湿阻滞等不同。

● 活血通络

经络阻闭，以疼痛为主，称为痛痹。前人对痹证的病因病机主要以风、寒、湿三邪相合为患，以游走性疼痛称为行痹（主风）、痛痹（主寒）、着痹（主湿）。但痹是闭的意思，总是因血行不畅而成痹，特别是疼痛以游走性的痹证，治疗上更是要以养血行血为根本，而不是以祛风为上。

<u>处方</u>：膈俞、委中、血海、三阴交。

<u>方解</u>：膈俞血会、委中为血郄，针而泻之能活血化瘀；血海、三阴交，针泻能祛瘀行痹，又能养血和营。对于活血通络的治疗，不能耗血太过。在中药治疗方面，很多人泥于一个"风湿"，于是用威灵仙、独活等祛风湿药，再加大队活血化瘀药。患者以此套路治疗初期效果很好，一剂药就疼痛如失，有些患者以为这是神方，于是就会自行拿着中药处方到处打听药价，挑便宜的药来购买。后来越治越严重，如此治疗，时间一久，精血大耗，血脉空虚，无血可行，于是又到处打听哪里有技术高明的医生。"治风先治血，血行风自灭"，行血的前提是要有血可行，针灸也一样，针灸的作用在于调气血，前提条件是要有气血可调，如气血大亏，无气血可调，只能慢慢地补养。所以针灸治痹，也一样不能攻散太过。

<u>加减</u>：疼痛遇寒加重，平时畏寒，这是阳虚有寒，治疗当

扶阳散寒并重，可用命门、关元以温灸为主，血海、三阴交可用温针，膈俞、委中轻泻。再在疼痛局部用火针温散寒邪，火针后再拔罐祛局部之瘀结之邪，拔罐后再隔姜灸。如果疼痛的部位是一大片，难以找出一个疼痛点，此时火针不适合，可用姜油走罐（先在局部用热毛巾把皮肤表面的污垢擦干净，涂上姜油走罐，这对大片的肌肉疼痛，效果很不错，也可用姜油刮痧），直到局部皮肤青紫火烧的感觉一样，效果才好。

疼痛以沉重为主，阴雨天加重者，这是湿，加阴陵泉（针泻）、命门和关元（温灸），湿为阴邪，得阳使化，只散瘀化湿，反伤元气，因瘀血、湿滞这是有形之邪，能载元气，化湿攻瘀同时也在伤元，所以要温灸命门和关元以促进气化才能化湿通经。局部治疗用火针为好，不用温灸和温针。因为湿邪黏滞，用温针或温灸，易使火气和湿相合成湿热，而火针能温而通，适合于湿痹。

游走性的疼痛，主要偏于气血两虚为主，治疗时对膈俞、委中用针只能轻泻，而对血海和三阴交，以针进得气后久留针（可留1～2小时），在留针过程中稍微轻轻地疏导一下就可，这样可以达到养的作用。

● 补气通络

气为血帅，气足则血行，气虚则血滞。自王清任创"补阳还五汤"的补气活血思路后，临床应用大放光彩，到现在还很有生命力。脾主气，脾生气，肾藏气，所以对于补气在于调补肺脾肾为上。

处方：肺俞、脾俞、肾俞、委中。

方解：肺俞、脾俞、肾俞三穴合用，针用补法，可以补气养气；委中针而轻泻以疏经畅脉。

加减：局部治疗上以视瘀闭的轻重程度，邪重可以直接刺血拔罐，邪轻以针泻，有寒用火针。临床上常见有晕针或刺血后的拔罐亦见晕，这是泻邪太过患者元气不支。对于气虚有瘀的患者，如果先补益留针，在留针过程中刺血拔罐等攻邪治疗，多不见晕针。笔者治病，见邪攻邪，手法也很猛烈，但都是在扶正的基础上进行，扶正方面，多以汤药扶补为主，再诊脉视元气之虚实而攻之。因为针灸攻邪，速而猛，特别是刺血后的拔罐治疗，或对一些腧穴的强烈刺激，能起到逐邪于体外，所以逐邪之时，势必伤元，所以用针之前一定要先详细脉诊。

● **养血通络**

活血通络太过，往往会造成血虚，此时的治疗，要疏通气血，又要补益气血。中药处方中的名方"独活寄生汤"就是此思路，以八珍汤为基础方，再加活血祛风治疗。针药同理。

处方：脾俞、血海、三阴交、委中。

方解：脾胃为后天之本，气血化生之源，脾俞、血海、三阴交全是脾经之穴，针而补之，重点在于调补后天，以养气血；委中行血通经。

加减：局部治疗，泻邪不能太过。血虚为主，多见有郁热，可加合谷轻泻。

附注：通经络的治疗，除了对全身气血的内调以外，局部治疗也很关键。对于局部治疗，有两方面取穴，一是以痛为腧，二是以经取穴。比如对于中风后的半身不遂，阳明多气多血之经，阳明经的气血通畅有利于肢体功能的恢复，上肢可取肩髃、曲池、手三里等，下肢可取伏兔、足三里等。

另外还有一些作用较特殊的腧穴，比如风市穴，是下肢风气聚集之处，是下肢的祛风要穴，用于治疗下肢麻木、疼痛、偏枯等疾；另外还有八会穴的选择，如阳陵泉为筋会，关节疼痛以筋痛为主，可取之；绝骨为髓会，腰脊痹痛可取之（脊内藏髓）；环跳穴为足少阳、足太阳之会，是下肢活动的枢纽；外关为手少阳之络穴，又通阳维脉，针之可祛风通络，对上肢和肩背疼痛治疗效果良好。

通络活血，选穴上以取阳经为多，因为阳主表，阴主里。阴经之穴泻法通瘀主通体内之瘀，比如中风的脑部瘀血、妇科的子宫内瘀滞等，可针泻肝经的太冲、行间，脾经的血海、三阴交等。而经络相对处于体表，所以取穴以处于阳经的委中、膈俞为好，因为经络在表，易受外邪，取阳经（特别是太阳膀胱经）之穴可以散邪于外。而对经络不通，又见阴血亏虚者，可取阴经的通血养血穴，如脾经的血海、三阴交等，但不用泻法，重点在于养。所以治病有表里内外之不同。

通 便 法

大便闭涩不行，总是因胃肠气机郁滞为患，治疗总是在于通便，因六腑以通为用，大便闭涩则六腑之气机失畅，从而会影响其他疾病的治疗，或发生其他的疾病。

对于便秘的治疗，汤药方面内容很多，也很详细，比如有治疗火结的承气汤、治疗肠燥的麻仁丸、治疗寒积便秘的大黄附子汤等。而针灸调气通肠，效果也很理想，临床上常常针药相互配合治疗，互补协同而用。

对于针灸通便，早在《针灸甲乙经》就有"三焦约，大小便不通，水道主之。大便难，中渚及太白主之。大便难，大钟主之"的针灸通便之法，但较粗略，到了宋时王执中，对大便不通，分原因提出了很多治疗方法，如用巴豆饼灸法治疗便秘。后世医家对此有很多发挥。

● 泻火通便

泻火通便，主要针对火邪内结的便秘，治疗在于清泻通便。

治疗大法

处方：天枢、上巨虚、外关、内庭。

方解：大肠募穴天枢、大肠下合穴上巨虚，针而泻之，可通腑导滞；内庭刺血以折阳明火势；外关为三焦之络，火热结闭，腑气不通，火邪充斥于三焦，刺泻外关可疏通三焦气机，以助通腑行滞。

加减：见发热，加曲池、合谷刺泻以去热；气机上逆而见呕恶，加内关、足三里，强泻。

● 理气通便

虽说便秘是气机积滞，火邪郁结是以火热为患，但亦有因气滞影响的便秘，如生气郁闷见脘腹胀满等气郁之证，还多并见于便秘的情况，治疗在于理气通腑。

处方：内关、中脘、天枢、足三里。

方解：气滞则血涩，内关为心包之络，通阴维，泻之能畅胸腹气滞而和血脉；中脘、天枢，直接腹部取穴，针泻能通腑行气；足三里针泻能使腑气下行。

加减：胸闷明显加肺俞、膻中针而泻之，以畅上焦之气，以疏导气机；郁而化热，加合谷、内庭清泻阳明；气滞而血涩，加行间、三阴交，强泻，以行血通便。

● 养阴通便

阴虚则燥，阳明为多气多血之腑，易生热而化燥，使肠道失润，大便干涩而闭结，特别是热病后期或癌症后期发热为多见。阴虚则养阴，阴足则肠润而能润肠通便下行。

处方：肺俞、脾俞、天枢、三阴交。

方解：肺为五脏之华盖，清肺则气得肃降，肺和大肠互为表里，肺气通则大肠得通，所以针肺俞以养肺通上焦肺气；脾为后天之本，为胃行津液，脾虚则胃之津不行而见胃肠干涩，致使大便不行，针脾俞以运脾布津，促使大便润滑；天枢针而泻之则通腑降肠；三阴交针而泻之，可养阴清热，和天枢相配合，促气下行而通腑气。

加减：阴虚有热，加下巨虚、内庭（刺泻），以通腑泻热，热去以存津，但泻得猛烈，可久留针反复重泻；见肾阴虚，加太溪、肾俞养肾阴；见心烦加通里、内关。

● 化湿通便

胃为贮痰之器，痰阻中焦，则气机升降直接受影响，于是出现便秘。临床上常见一些患者，脉沉弦无力，舌苔白腻，一派痰湿阻滞之象。同时又见大便结闭（并且大便干结），很多人对此治疗不知如何下手，用泻下法则阳气更伤，痰湿更重，用润下法也一样助湿生痰。但面对大便干结，又不敢化湿，怕越化便秘越严重。针对此种便秘，得将化湿和通下结合应用。对于汤药方面，笔者以重用白术，加些许厚朴、当归之属就可，一药见效。

处方：脾俞、丰隆、天枢、三阴交。

方解：脾主运化，取脾俞以健脾促运化，以绝痰湿之源；取丰隆以治痰湿之标，且能降气通腑；天枢通肠导滞；三阴交针泻能行水利气。

加减：痰湿重加阴陵泉、水道，针泻；见阳虚加命门、气海，用温针。

● 补气通便

气虚则无力行排，气虚便秘，主要见明显的气虚证，如大便到肛门处就是排不出来，感觉力气不足，无力把大便推出肛门，并且大便过程中见汗出（严重的气喘）。治疗在于补气，气足则能推便而出。

处方：脾俞、足三里、气海、天枢。

方解：脾胃为后天之本，气血化生之源，取脾俞、足三里针而补之，以调和脾胃而补养气血；气海为元气生发之海，温针能温养元气，因为气属阳，气海用温针可以生阳补气，并能疏通腹部气机，因患者有便秘，所以比温灸要好；天枢为大肠募穴，针而泻之以通肠腑导滞。

加减：气虚无力升发，加温灸百会，可以提气上升，气机升提，才能促进下降。中医里所讲的升清才能降浊，不单单指利小便，大便也是"浊"，如肺气虚，肺气不宣，用麻黄宣肺，这是促进气机升提的，肺气开宣，大肠就行，用针和用药的原理一样。对于气虚便秘，汤药方面，笔者会用"补中益气汤"加些许大黄为治，效果理想。

● 温阳通便

阳主温，阳气足则气血畅行（因血得温则行，如人饥寒交迫，见全身的气机郁滞不通，人也没有精神，到火堆边上烤火，气血就畅行，于是人也就有精神，这是最普通的温阳通气机的日常生活应用。中医的温灸治疗，其实最早就是源于寒冷天烤火），阳气虚则气化不利，二便外排也会受影响。阳虚便秘治疗在于温阳通腑。

处方：肾俞、关元、天枢、足三里。

方解：肾为阳气之根，关元为元气之关隘，温灸肾俞和关元，能固养肾阳；天枢、足三里用温针，能通腑导滞，且能运肠胃以促运化。

加减：阳虚便秘以老年人、手术患者、产妇等身体阳虚之人为主，针灸治疗以温阳，短期效果好，但对于阳气的直接补益效果并不是很理想，所以要针药结合，中药方面可选肉苁蓉、锁阳等温而能润养之品，因阳虚则血滞，还得加桃仁、当归、枳壳等通行气血，促进阳气的周流。通过针药结合治疗，效果明显提高。对于虚证患者，针无补法，一定要结合汤药。

安 神 法

安神法，是针对心神不宁的治疗。心神不宁，有虚有实。虚证有血虚不养心、阴虚邪扰等，以心慌、心悸、神疲、心神不宁等症状为主；实证有瘀血阻脉、有痰湿阻心、有火邪乱心等，以精神亢奋、惊狂善怒、心烦失眠等症状为主要表现。但临床实际情况常是虚中有实，实中有虚，纯虚纯实的较少见。但不论是虚还是实，总以心神受乱为患，病位在心。

对于针灸治疗心神不宁方面，早在《灵枢·癫狂》中就有详细的描述，其中提出不同病因的针刺治疗方法。对于失眠方面，《灵枢·大惑论》提出了阳不入阴的病机。后来《千金要方》又有"鬼穴十三针"治疗神志病。

● 养血安神

心主血脉，心要有血养才能宁静，如心失血养则见心悸、健忘、惊慌等症状。妇女见月经量少，面色不华等。治疗在于补益气血，畅行心脉。

处方：心俞、脾俞、足三里、神门。

方解：脾胃为后天之本，养血当以调脾胃为上，取脾俞、足三里以调和脾胃，促后天化源；心俞，养心调心，和脾俞相配能心脾同养；神门为心之原穴，能治本脏，针而泻之，能清心安神。

加减：心烦是血虚有热，加通里、三阴交，针刺泻能清心泻火；如见腿软无力、遗精、耳鸣等症，是肾虚，加肾俞、太溪以养肾涵心。

● 清心安神

清心安神法的治疗，适用于热扰心神的病机。虽说心神不宁是因火邪而起，但有火邪为主，还有以心神不宁为主之区别。火邪为主的治疗在于清心泻火（见清热法），而以心神不宁为主，治疗重点在于安神，治病这种客主关系一定要弄明白，主次要分明。

处方：心俞、肾俞、通里、三阴交。

方解：取心俞、肾俞在于沟通心肾，用针上不能过泻，最好是得气后留针，稍稍疏导气机就可，即使见火邪也以轻泻为宜；通里为心经络穴，下络小肠，针而泻之，能使心火下降；三阴交，针泻能养阴降气，如见火邪较重，可于三阴交重泻，这样的泻火法是以清养中泻，很稳妥。

加减：火邪伤阴，见阴虚明显，加太溪、阴郄，养心肾之阴；失眠加神门、太冲，轻泻以平肝清心，心火旺，不能单纯清心为用，得配合平肝养肾。

● 潜阳安神

阳气上扰，有阴虚、阳虚、痰阻、瘀血、食积等原因，但其根本还是以肾虚为主。如肾气足，虽见有些许瘀滞痰阻，亦能使阳气较顺利地下潜，如肾气亏虚，则封藏无力，虚阳才会上浮而扰乱心神，所以治疗阳浮，重点总是在固养肾元。笔者治疗中风阳气上冲之危证，用"承气汤"加牛膝、泽泻、菟丝子、附子等药，就是为了固养肾元，以免承气汤泻而使真元耗脱，这也是潜阳法之应用。针灸亦然，得以固养下元为主，这才是潜阳的核心问题。

处方：肾俞、关元、心俞、通里。

方解：肾俞、关元固养肾元；心俞、通里养心清心。这是中药汤药的"交泰丸"法。交泰丸只有两味药，一是清心的黄连，一是温下的肉桂。而笔者的针灸处方是肾俞、关元用温灸，就类似于温下的肉桂；心俞、通里用针泻，就类似于清心的黄连。

加减：虚火上扰，有阴虚阳虚之区别，阴虚加太溪、三阴交，清养阴气，且肾俞、关元用针法，但肾俞、关元不能用针泻，而是得气留针过程稍稍疏运即可，如用泻法，反伤阴；如阳虚的虚火上浮，加命门、气海，合并肾俞、关元，全用温灸法，以温固下元。

上述是交通心肾的潜阳主体思路，但阳气要下潜，还得考虑气机的通路畅通不滞，如见痰、瘀血、食滞等实邪存在，就会影响气机下降。有些中医师，片面地大谈心肾交通的问题，提出圆运动的理论等，但没有考虑到三焦、经络通利等问题，这是很狭隘的，只有考虑到气机的畅通，才是真正意义上的"圆运动"。

痰加丰隆、阴陵泉，刺泻；瘀加血海、行间，刺泻；食积加天枢、足三里，刺泻。

治疗大法

常用腧穴

常用腧穴的归类

　　腧穴的归类是个大问题，目前主要以经络归类为主，特定穴归类为辅的两种方式归类。这样的归类方式有一个好处，主要是便于和中医基础理论结合，比如手太阴肺经，以经脉的循行路线，一个腧穴一个腧穴的向手指端前进，如公交车路线中的站点一样，结合肺脏的生理功能一起学习，能很好地与基础理论进行结合。但又有一个问题，比如肘关节向指端的腧穴都有清热功能（不仅是肺经有清热功能），但每条经脉上腧穴的清热功能都不一样，如心经清心，肺经清热。

　　可以看出，顺着经络的分类是一种纵向分类，而以治疗功能的分类则是横向分类。这和中药的分类法一样，李时珍是以中药的生长环境来分类，如将中药分为水草类、山草类等。但后来学者应用于临床治病，不是很方便（除非都舍得花大功夫去努力研究的人可以随便分类，但从中医发展史上来看，真正的名医是极少的，也就是说真正舍得下苦功的医生是极少的，更多的还是想求速成，或找一种便于记忆的简便方式），于是后世直接以功能来分类，如以化痰药、补气药、活血药等来进行分类。

　　以功能主治来区分腧穴，孙思邈在《千金要方》里就以病证为纲，类编腧穴主治，但其中有很大的不足，一是取材上仅以《孔穴主对法》机械地罗列，对于腧穴的主治原理没有清晰的阐明。到了宋代，王执中的《针灸资生经》有了很大的改进，他在《千金要方》的基础上取材，又取材于《铜人腧穴针灸图经》《太平圣惠方》两书的内容，以病证为主线将腧穴进行排列。虽然王氏在文章里附有验方、医案、按语等内容，但对所罗列的腧穴治疗原理还是没有交代清楚，导致后人将《针灸资生经》误解为关于针灸的方书。

有感于此笔者对常用腧穴（取最常用的、为数不多的腧穴来论述治病原理，因为全身三百多个腧穴全部收集来写，书的内容太多，也不便读者记忆，笔者收取腧穴不多，主要以说明原理为主，以此抛砖引玉，目的是促进读者对腧穴的理解），以治法为纲进行分类。这样以法统穴，再把原理讲清楚，可能对腧穴的分类有所启迪。

腧穴的归类是件很难的事。腧穴的作用和中药一样，也不一样。一个腧穴的主治功能往往不是单一的，中药也一样，如益母草，有活血化瘀、利水消肿、清热解毒的作用，分类时都是按该药最主要的作用进行分类，所以把益母草归于活血化瘀类，而不是归在清热解毒类。但腧穴不一样的是用针和用灸、用补和用泻，会出现不同的作用，或相反的作用。如三阴交，用针泻能清热利湿、养阴通血；用灸或温针，则能散腹中之寒滞。用针和用灸一寒一热，作用相反，但有一个共同作用就是散瘀血，用温灸散寒瘀，用针泻散瘀热。因为三阴交不论是用泻，还是用灸，对人体元气的耗损都不会有太大的影响（除非刺血强泻），所以笔者就把三阴交归于补益类。类似于三阴交用灸则温、用针则清泻的腧穴还有很多，比如足三里针泻则去积热、温灸则暖脾胃；肺俞针泻则清泻肺热，温灸则温肺化饮，对于这些问题，都是在掌握针和灸对气机调理的作用基础上进行理解。

所以针灸的选穴处方，和中药是一样的，针对病要，最好选取一穴多用的腧穴，这样就能做到精简，如果见一个症状加一个穴，真的是要把人扎成一个刺猬了。

升 提 类

● 百会（升提一身之气、清头部热、散头寒）

百，数量词，很多意思；会，交会。百会就是指很多经脉都交会于此。因为百会穴处于人的头顶，是一身最高的腧穴，又处于督脉上，督脉统一身之阳，指手足三阳经又在此交会，肝经又通于颠顶，所以称为百会。百会还有很多的别名，如顶中央穴、三阳五会穴、三阳穴、五会穴、巅上穴等。

百会穴对人体生理和治疗上意义很大，因为头为诸阳之会，"气在头者，止之于脑""脑为髓海"。百会又是各阳经的会聚之处，可见百会穴与脑密切联系，是调节大脑功能、调节机体阴阳平衡的要穴。

对于百会穴的主治作用，历代医家有很多论述，说百会能升、能降、能动、能静。

在升提气机方面，《铜人腧穴针灸图经》中有"百会，治小儿脱肛久不差"，现在以百会为主治疗中气下陷所导致的脱肛、胃下垂、肾下垂、子宫下垂、眩晕、头痛等病证都有理想的治疗效果。

在降气机方面，《玉龙歌》中的"中风不语最难医，发际顶门穴要知，更向百会明补泻，即使苏醒免灾危"是指肝阳上亢的中风，取百会以降泻。现在以百会配合合谷、太冲、十宣（或者十二井穴）放血治疗中风、神志昏迷抽搐等，常能起死回生。

在动的方面，主要针对平时人的精神疲惫、休克等方面的治疗，人原来"不动"通过百会治疗后"能动"。

在静的方面，主要针对狂证、失眠、惊悸、脏躁、急惊风、破伤风、角弓反张、心烦躁动等症状有镇静的作用。

一个腧穴，有上述四方面的作用，很多人想不通为什么。其实这取决于病机和如何选用针灸补泻。气为阳，主或发，气阳不足升发无力，元气下陷，于是见内脏下垂等病症。《黄帝内经》载

"下陷者灸之"，阳不足用灸，气要下陷用灸，温灸百会，能升提阳气；而对于脑溢血的中风、脑膜炎的高热昏迷等取百会，用针泻，这是遵"火郁散之"之意，是散脑中之郁热，脑热得清，则阳气下降，所以说取百会可降。另外对于动和静，原理也一样，人的元气下陷升发无力，人就懒动、无精神，温灸百会可升提气机，人就显得有活力且能"动"；而针对热邪上扰见烦躁不安的动，用针泻则热去而使人"静"。

　　有人说癫痫患者平时呆呆的"静"，发作时又见"动"不安，取百会治疗，但单纯取一个百会来治疗癫痫是不现实的。取百会治疗，是利用腧穴的局部治疗作用。百会处于脑，针能疏散脑中郁滞的气机，癫痫是痰积于脑，痰为阴物，患者病未发作时因为痰阻脑络，于是人显得呆。百会穴是没有化痰作用的，只是针对脑部的气血可以调动，所以治疗癫痫还得取长强穴以促进阳气从下向上升发，以散脑中之积痰。另外还要取脾胃肾等经的腧穴，这才是治痰之本。百会治疗肝火上逆的中风，其目的也是为了疏散脑中郁热，再配合行间、内庭、三阴交等穴促进气机的下降，这才是治疗中风的方式，单纯取百会穴是治不了中风的，但单纯取行间则能治疗中风。行间在于降，百会在于散，两穴合用，上散下降，散是为了降，如外感风寒的水肿，用麻黄宣散肺气，用利尿药利水下行，单纯用麻黄治不了水肿，但麻黄和利水药相合则能促进利尿药的利尿作用，这是治病的原理所在。

　　理解腧穴和理解中药一样，一味中药说出一大堆治疗作用，有很多作用是要和其他中药配合才能产生的，还有些作用是从生理上来理解的，如说到山茱萸能通九窍，石菖蒲也能通窍，山茱萸味酸而收，石菖蒲味辛而散，作用完全相反。但山茱萸酸收能固精，精足则头脑好使表现出窍通一样的作用；而石菖蒲则是芳香辛开，可直接通畅气机而达到通窍的效果。腧穴的作用效果，根据刺激手法的补泻不同，温灸和针刺的方法不同，会产生不同的效果，所以对于这些问题，一定要区别对待。

● 长强（壮督升阳）

长，指循环无端，如太极拳又称为长拳，就是指太极拳练习时循环无端；强，是指旺盛、强壮、充实。另外，长强穴是足少阴与足少阳交会处，也是督脉别走任脉之所（见《针灸聚英》），所以针长强穴能促进阳气的升发。临床上取长强穴治疗遗精、阳痿、便血、痔疮、脱肛、泄泻、便秘、腰脊痛、小儿惊风、尾骶骨痛、痫症等疾病，全取其升发阳气的作用。

● 百会和长强的区别

长强穴和百会穴都处在督脉上，但百会在督脉的至高点，而长强在督脉的最低处。两穴都有升提气机的作用，但又有本质的区别。

百会对气机的升提是拉着气向上行，而长强穴的升提是推着气向上行。同样治疗气机失升的精神不佳，百会可以理解为补中益气汤，长强可以理解为四逆汤。所以对于气机升提无力的患者，如果脉沉无力，治疗当以补益为上，可于长强穴配合肾俞、命门、气海等，可促进气机的升发，如果选百会，则要和温灸气海等穴相配合，最好在足三里得气留针的前提下取百会升提，以免动摇下元根本。

宣 散 类

三焦功能不同，上焦主宣散，所以宣散类的腧穴主要都是集中在上焦（包括头部和上肢）。从上焦的脏腑来看，心主行血，肺主宣散，所以宣散气机以取肺经而不取心经；头为诸阳之会，所以头部很多腧穴也有宣散的作用，如风池、风府都有宣散外邪的作用。督脉统一身之阳，太阳膀胱经主一身之表，处于上焦督脉和太阳膀胱经的腧穴，也有很好的宣散作用。

宣散气机，主要是针对外感疾病以散邪外出，也可针对局部郁热以散热外出。如百会、四神聪、风池、风府、上星等，都能宣散头部的郁热。风府、大椎、陶道处于督脉上，天柱、大杼、风门等处于膀胱经上，督脉统阳，膀胱主表阳，所以这两经上焦的腧穴能宣散风寒；阳主表，所以处于肘关节以外手三阳经的腧穴，亦能宣散，但手三阳经偏于宣散风热之邪。

所以治疗外感病，一般来讲风热取手三阳经，风寒取督脉和膀胱经。因为小肠经的后溪通于督，所以治疗风寒上可以取后溪来振奋阳气以驱散寒邪。如果寒邪积滞化热，也可以取手三阳经来宣散，特别是阳明经上的腧穴，因为阳明多气多血，取手阳明有很好的宣散郁热的效果，如合谷、曲池等。而外感病的治疗，要考虑到肺主表，主皮毛，所以不论风寒风热，都加而用之。

因为合谷、曲池等穴，主要作用是清宣郁热，针对的是热，所以笔者把手阳明经的这些腧穴归到清热类。

● 中府（宣肺利气）

中府是肺经的募穴，手足太阴二经之交会，是脾肺之气汇聚之处。针泻能宣肃肺气，对一切外感或内伤肺气不利都可用。但本穴不能深刺，以免伤及肺脏、引起气胸，向外斜刺或平刺 0.5～0.8 寸。本穴虽说是肺经和脾经的交会之处，但主要治疗肺病，如咳嗽、气喘、肺胀等疾病，另外因为腧穴对局部气血有疏导作用，还能治疗胸痛、肩背痛等。

● 云门（开胸降气）

云出天气，肺为五脏之华盖，天气通于肺，云门是指云气所出之门，意指肺气由此而出传输四极。云门能宣肃肺气、泻四肢热，主治咳嗽、气喘、胸痛、肩痛等。本穴不能深刺，以免损伤肺脏，外侧斜刺 0.5 ～ 1 寸。

● 鱼际（清宣肺气）

鱼际穴，拇指对掌肌之边缘，又此处肌肉丰隆，形如鱼腹，又当赤白肉际相会之处。身体赤白肉际处的腧穴很多，如行间、太白、后溪等。赤白肉际，指四肢的内、外侧赤肉与白肉交界处，刚好处于人体阴阳之间，所以赤白肉际处的腧穴，对人体阴阳调和方面有较好的作用。

鱼际是肺经的荥穴，有清肺泻火的作用，所以针之能清宣肺气、清热利咽，对于肺气郁滞化热的咳嗽、气喘、咯血、胸痛、发热、咽喉肿痛、失音等都能治。

● 中府、云门、鱼际的区别

三穴同处肺经，都有很好的宣肃肺气的作用，但单纯从宣肺来看，中府的宣肺作用最好；云门主要针对肺气的畅行，因为云门能通气于肢体；而鱼际则主要以清宣肺气为主。在临床选穴上，如果风寒闭表肺气不宣，以取中府为好，可用大椎、风府、风门等与中府配合；如果风寒闭表，肺气不利，还见上肢活动不畅，则以云门为上，因为云门有通利肢体的效果，而中府没有；不论是风寒还是风热，郁热积肺，则取鱼际为好。

● 风府（宣散寒邪积热、通治周身）

风，是风邪，指的是外来之邪，如中医学所说的风寒、风热等；府，是房子，指集聚处。人体腧穴上，带有"风"字的穴位，有风府、风池、风门、翳风等，这些地方基本都是外邪（风）的藏身之所，所以也是治疗外来风邪的常用腧穴。《素问·风论》载

"风气循府而上，则为脑风"，这里所说的府就是指风府穴，可见风府治疗外感病的重要性。临床上针泻风府，能散风息风、通关开窍。外感病的头痛、项强，还有内伤病的中风等疾病，都可取风府以宣散病邪。

直刺或向下斜刺 0.5～1 寸，不可深刺，以免伤及深部延髓，禁灸。

● 风池（宣散寒热邪之郁热、治头部外感风邪）

风池穴是足少阳和阳维交会穴，能宣散外邪，能透散脑中郁热，并对头部气机有很好的疏调作用，如郑魁山用风池以治疗眼病。临床上常用于治疗外感病、热病、中风、目赤痛等疾病。

● 风门（通阳宣散）

风门，从腧穴名称就知道这是外邪出入之门户。风门穴是手足太阳经的交会穴，与小肠气相通。但主要治疗外感病，是针灸治疗风寒感冒很常用的腧穴。本穴不能深刺，以免伤人。

● 风府、风池、风门的区别

对于风池穴和风府穴，在《针灸资生经》的序中徐正卿写到"有疾则甘心于庸医百药之俱试，不知病在巅者，必灸风池、风府，非桂枝辈所能攻"，这是言之过极了，王执中不能用汤药治疗头部疾病，不见得别人就不行，但可以看出风池、风府治疗头部疾病的重要性。虽说风府和风池相距不远，但还是有很大的区别。风府和风池者能通治周身，但风府处于督脉上，能壮阳祛风，主要以治疗风寒为主；风池处于胆经，偏于温热之邪。

风门处于膀胱经，主表，治疗上在于宣散表寒。风门和风府的区别在于风府能壮阳，而风门专于宣散。

胆经下肢大腿上还有一个宣散风邪的腧穴，风市穴，但风市穴主要针对的是经络疼痛方面疾病。

　　可以看出同是宣散外邪的几个腧穴，因为所处的经脉不同，治疗的侧重点也不同；风池和风市同处少阳胆经，但风池处于人体上部，风市处于人体下部，所针对的治疗也不相同。学习腧穴，这些差别一定要区分。

● 大椎（益气壮阳，通阳泻积热）

　　大，是很多的意思。椎，是锤击之器，指充实坚实之意。大椎穴是手足三阳及督脉之会，此处的阳气非常充足。人体上手足三阳和督脉相会的只有两个腧穴，一个是头顶的百会，另一个就是大椎。百会和大椎虽同处督脉上，又为阳经的交会处，但因为位置不同，治疗效果也不同。百会在颠顶，刺泻在于宣散头部的积热，而大椎则以宣散外邪为主。

● 大椎和风府的区别

　　大椎和风府同处督脉上，对外感的治疗原理都是扶阳宣散，主要针对寒邪疾病的治疗。但大椎穴的阳气要比风府强很多，所以对于外感发热的治疗，大椎效果要好于风府。另外，风府能散脑热，大椎不能，如中风，可取风府不取大椎。

● 外关（宣散三焦）

　　外关，为手少阳之络，通阳维脉。有散热解毒、解痉止痛、通经活络之功。所以外关除了能散外邪之外，还能治疗各种头痛、偏头痛、颊痛、目赤肿痛、耳鸣、耳聋等头面五官疾病。对于上肢疼痛的治疗效果也很好。

固 摄 类

《难经·六十六难》载"十二经皆以俞为原者，何也？然：五脏俞者，三焦之所行，气之所留止也。三焦所行之俞为原者，何也？然：脐下肾间动气者，人之生命也，十二经之根本也，故名曰原"。可见原（元）气，是脐下肾间动气，所以气机涣散，固摄之要，在于脐下（小腹部）。

从腧穴所处的经脉上来看，神阙、气海、关元等腧穴都是处于任脉上，任脉统一身之阴，这些腧穴都处于脐及以下的小腹部位，是阴中之阴。人是一个阴守于内，阳固于外的有机整体，阴中之阴之所，则是固元气之所，阴阳互根互用，这是敛阴而固阳。所以对于固摄元气，主要取任脉处于小腹的一些腧穴，治疗手法以温补法或温灸法。温补法，可以选小针，进针得气后，把针按顺时针方向转至手感涩滞明显，患者会觉得局部胀着或者循经传感，如此久留针，如果有气机郁滞，可在留针时稍稍运下针。阳虚明显的虚阳外越，可用在针尾燃烧艾炷的温针法。温灸方面，如果阳虚有寒滞，可隔姜灸，又能温阳固气，又能驱散寒邪。不过笔者平时不太用针或用艾灸，一来用针不太方便，二来用艾房间气味不好闻，笔者一般用热水袋外敷。热水袋外敷，一来方便，二来面积大，可以把整个小腹都温着，如果有寒滞可在皮肤表面放些生姜片再敷热水袋；如果气滞明显可先在腹部涂些风油精或白花油之类芳香走窜的外用中成药，再敷热水袋。

● 气海（固元气，和膻中合用总领一切气病）

《铜人腧穴针灸图经》载"气海者，是男子生气之海也"。不仅指男子如此，女人也一样。气海穴有益肾固精、补气回阳之功，多用于脱证固摄元气。如见肢冷、冷汗不止、二便失禁等元气脱散之证，治疗当急温固下元以固气根。但针灸无补法，用温固只是使元气不至于脱散，减少消耗而已，所以温灸固脱后，马上要用大剂参附汤补气回阳。

另外，气海对小腹有理气化瘀的效果，治疗上如是寒滞则用温散，如是热滞则用针泻。气海也是治疗痛经等疾病的常用穴。

对于气海的取穴位置，教科书上记录是脐下 1.5 寸，但这个距离是从肚脐正中间开始算，不是从肚脐边上算，因为肚脐有大有小，如果从边上算起 1.5 寸，精确度不够。

数年前，笔者在北京中医科学院学习，时不时会有国外针灸界的人来交流学习，有一次一位国外来的灸法长者，提出以阴交代气海，因为他觉得气海和石门离得太近，如果取气海怕影响石门，特别对女性健康不利，还说会导致不孕。这是不现实的，笔者治疗一些宫寒不孕患者时，叫患者肚皮上放姜再用热水袋外敷，不管是气海还是石门都敷上，配合内服中药，患者正常怀孕。这可从"石女"来理解，石女是指女人先天性的阴道缺失或者阴道闭锁，导致无法性生活或不能生育，如万全的《广嗣纪要·择配篇》载"阴户小如筋头大，指可通，难交合，名曰石女"。但中医学上对于石字，还有脉象的春弦、夏洪、秋毛、冬石，脉象上的冬石就是指沉的意思，如石沉于水底。肾主水，石门之石自然是指肾，石门指的是肾气出入的门户，而不是指取此穴会使女人失去生育能力；并且石门穴是三焦募穴，在治疗妇科疾病方面还能治疗闭经、带下、痛经、崩漏、产后恶露不尽等。

● 关元（固下元、益肾精）

关元为元气之关隘，是小肠的募穴，小肠之气结聚此穴。有培元固精的作用，用于脱证能固摄元气。

用温灸，能祛腹中一切冷气。

● **气海和关元的区别**

两个腧穴从主治上大体差不多，但关元是小肠募穴，所以关元有利水通淋、导热下行的功效。

降 气 类

降气类腧穴，是指能促进人体气机下行的腧穴。

六腑主通降，所以足三阳经膝关节以下的腧穴都有促进气机下行的作用。因为阳明经多气多血，所以降气作用以阳明经最速（从六腑的下合穴分布来看，足三阳是在本经上，手三阳除了三焦经的下合穴处于膀胱经，大肠、小肠的下合穴，全在胃经），比如治疗肝阳上亢的中风，内庭刺血的效果要比取肝经的太冲、行间要强。另外肝寄相火，主升发；脾主升清，肝经和脾经膝关节以下的腧穴针泻亦能促进气机下降。肾主藏精，所以肾经膝关节以下的腧穴降气作用就不如肝经和脾经的强。因为人体经脉气机的运行足三阴经是从足走腹的向上行，所以足三阴膝关节以下的腧穴降气作用和足三阳不一样，足三阳经是经气下行，所以同是针泻，足三阳是降泻，足三阴是沉降。沉降有涵养的作用，所以治疗上实证取足三阳，虚证取足三阴，要有所区别。

另外，对于具有利水作用的腧穴也能促进气机的下行，但这些腧穴的主要作用是利尿，所以归到利尿腧穴中；有促进瘀血下行的归到活血化瘀的腧穴中。

● **天枢（调肠胃之气）**

属足阳明胃经，大肠之募穴。在腹中部，距脐中 2 寸，恰为人身之中点，人的气机上下沟通，升降沉浮，均过于天枢穴，如天地交合之际，升降清浊之枢纽，所以称为天枢。天枢是大肠之募穴，是阳明脉气所发，能疏调肠腑、理气行滞、消食降气，是治疗胃肠及腹部的要穴，临床常用于治疗腹痛、腹胀、肠鸣、泄泻、痢疾、便秘、肠梗阻、阑尾炎、消化不良等疾病。

天枢还有长溪、长谷、谷门、谷明、补元等别名，意思是指胃气由本穴源源不断地输送至大肠经，消化功能正常，所以能补元气。

人体下焦肾中元气要上行为用，上焦、中焦的阳气要下行潜肾，形成一个循环，人才能健康，形成人体气机下行，五脏上有肺的清肃，另外主要就是六腑的通降。六腑不降，有形之邪就会阻滞于体内而生疾病，所以《伤寒杂病论》治疗内热郁滞的阳明腑实证的通便方称为"承气汤"，指的就是人六腑气机要下承才顺之意。天枢处人体中点，承气于下，对于一切消化系统气机不能下承的疾病，都可治疗，是调节人体气机升降的枢纽。

● 足三里（益胃、补气血、降胃逆）

《黄帝内经·灵枢》载"邪在脾胃，则病肌肉痛，阳气有余，阴气不足，则热中善饥；阳气不足，阴气有余，则寒中肠鸣腹痛。阴阳俱有余，若俱不足，则有寒有热。皆调于足三里""邪在胆，逆在胃，胆液泄则口苦，胃气逆则呕苦，故曰呕胆，取三里以下胃气逆"，可见足三里的作用在于降胃逆。

胃和脾为后天之本，气血化生之源，饮食入胃，要正常的消化吸收，胃气下降，人才能健康。针灸学上，把足三里归为强壮穴，其实足三里之强壮作用在于促进对食物的消化吸收，从而促进后天气血的生成，所以笔者还是把足三里归类为降气类腧穴。

因为足三里有燥化脾湿、生发胃气的作用，对人体脾胃功能有很大的帮助，所以现代针灸师通过实验室研究，发现针灸刺激足三里穴，可使胃肠蠕动有力而规律，并能提高多种消化酶的活力，增进食欲，帮助消化；在神经系统方面，可促进脑细胞功能的恢复，提高大脑皮质细胞的工作能力；在循环系统、血液系统方面，可以改善心功能，调节心律，增加红细胞、白细胞、血色素和血糖值；在内分泌系统方面，对垂体－肾上腺皮质系统功能有双向性、良性调节作用，有提高机体防御疾病的能力等诸多功能。

另外腧穴的补泻作用差别很大，对足三里的应用也一样，如果是食积的消化不良，针用泻法；如果是中气不足则用温针或灸法，对中气不足的温针，进针时针尖要斜向上刺入，并且要用另一手的拇指用力掐着下方，这样就能使气机向上升，起到补中益气的效果。要达到补中益气的效果，单纯一个足三里是不够的，因为足三里的作用主要还是在于调胃气，所以要达到补中益气，最好还要配合脾俞、中脘等穴，几穴协同才能补中益气。

● 天枢、大横、足三里的区别

天枢和大横同处于人体水平线上，和肚脐平。但天枢处于胃经上，而大横则处于脾经上。两个腧穴都有调运中焦的作用，但脾要健胃才能顺降，天枢是偏于攻（降气），大横偏于调（理气），所以对实证，以取天枢为好，如见脾虚引起的脾胃不运，则取大横为好，但临床上常两穴配合，以起脾胃同治的目的。

足三里，处于胃经，主要功能是导胃气下行。天枢和大横主要针对的是腹部的气机，而足三里则对整个消化系统都有促进作用，所以对于肠胃气滞，笔者一般只取足三里，如见手按腹部肚脐两侧会疼痛再加天枢，如果疼痛的区域大，则天枢、大横合用，但以足三里为主。

● 足三里、上巨虚、下巨虚、丰隆的区别

足三里、上巨虚、下巨虚、丰隆，这4个腧穴都处于小腿外侧，距离不远，都能运中导滞降胃逆，也都能化湿。但区别在于足三里调胃作用最强，而上巨虚偏于对大肠之滞，如见痢疾、急

性肠炎等疾病，取上巨虚为好；见尿黄赤则取下巨虚为上；舌苔厚腻，则用丰隆。

● 大敦（泻肝降逆）

大敦为肝井穴，井从经气上来理解，就是泉眼，为肝经经气所出之处。《灵枢·九针十二原》载"病在脏者，取之井"，可见井穴对治疗相应的脏器有很好的治疗作用。所以大敦用针刺泻可以泻肝降逆，用温灸则能温肝散寒。

因肝经循阴器，又上达颠顶，所以对于肝寒的头顶疼痛、阴部疼痛等，可温灸大敦以散肝寒，而肝阳上亢的中风，则可在大敦上刺血泻热以降逆。有人提到温灸大敦和隐白可治疗崩漏，这是针对阳虚元气摄血崩漏的治疗，因为肝藏血、脾统血，用温灸法可以止血。但如果是血热妄行的崩漏，再用温灸只会加大出血。所以对于前人的一些经验用穴，都有针对性的病机，不能拘泥不化。

● 行间（泻肝降逆、行血）

行间为肝经荥穴，传统上对于热病刺荥（阳经之荥主外热，阴经之荥主内热），但对于清热的效果，井穴要比荥穴好，所以热病刺荥，没有定论。但对被刺者而言，井穴在指（趾）端，针刺有明显的疼痛，针刺荥穴的疼痛感则没有井穴强烈。因此，对于井穴和荥穴的刺热，热甚刺井，有热但还不那么严重，则刺荥。对于泻肝火降逆气也一样，热甚取大敦，而一般的肝经郁热取行间就可以。笔者比较反感服用口感太差的中药和取一些疼痛很明显的腧穴，同样能把病治好，应选择带给患者较少痛苦的治疗方法。

● 太冲（泻肝降逆、行血、养肝阴）

太冲是肝经的输穴，也是肝的原穴。

原，真元之义。原气来源于脐下肾间，是人体生命的本原，是维持生命活动最基本的动力。原气通过三焦输布于全身脏腑、十二经脉，其在四肢部驻留的部位就是原穴，十二经脉在四肢部各有一原穴。《灵枢·九针十二原》载"五脏有疾也，应出十二原，而原各有所出，明知其原，睹其应，而知五脏之害矣"，《难经·六十六难》载"脐下肾间动气者，人之生命也，十二经之根本也，故名曰原。三焦者，原气之别使也，主通行三气，经历于五脏六腑；原者、三焦之尊号也，故所止为原，五脏六腑之有病者皆取其原也"，可见原穴关系到原气，取用原穴能使三焦原气通达，从而激发原气，调动体内的正气以抗御病邪，临床主要用来治疗五脏的病变。

● 大敦、行间、太冲的区别

大敦是肝之井穴、行间是肝之荥穴、太冲是肝之输穴（亦是原穴）。

井穴的作用在于开泻气机，如气机郁滞的昏迷取井穴以醒神，因为井穴的行气力最强，所以清肝降逆的作用也最强；荥穴，从五输穴上来讲属火，刺热以荥，但从行间的作用上来看，其通瘀活血的作用效果很好；太冲为肝之原穴，能调动元气以达到治病的效果。

行间和太冲之间，行间是偏于攻，而太冲是攻中有补。肝藏血，行间主要在于行瘀降逆，而太冲还有一定的养阴血作用。

● 太冲和三阴交的区别

太冲和三阴交都有清热行血、下降气机的作用，但三阴交处于肝脾肾三经交会处，并处于脾经上，脾主运化，所以三阴交还有化湿的作用，而太冲则无化湿之能；太冲虽说有一定的养阴血效果，是相对于行间来说，但和三阴交相比自然是要差得多，另外太冲总是偏行气健脾的，而三阴交则是能行能补，所以三阴交有固血之能，而太冲则不能固血。所以在治疗妇科病方面，用三阴交为多，因为脾能统血，而治疗郁热化火则取太冲为多，因为肝主疏泄。

但对于女性瘀血化热的漏下不止，则可用三阴交、太冲相配合，以达清热化瘀的效果，适用于瘀热灼络、迫血妄行所致的崩漏，瘀血去则新血得生，热去则血不妄行而得止。而上述大敦、隐白配合是治疗虚寒不摄血所致的崩漏。治疗瘀、热用刺泻，有寒则用温灸。

补 益 类

补益类腧穴，指的是人体上一些对气、血、阴、阳具有补益作用的一类腧穴。但针灸无补，所谓的补益是指通过刺激这些腧穴，能促进脾胃的运化功能、肾的封藏功能等，从而达到补益的效果。如足三里能促进胃的通降功能，可以促进肠胃蠕动，促进对食物的运化，所以一直都认为足三里有强壮补益的功效，但笔者认为，六腑主通降，有泄无藏，足三里主要作用是促进胃的通降，所以不能算补益类。而脾为脏，有藏而无泄，所以脾经的公孙、三阴交是补益类腧穴。

背部的俞穴，如肺俞、脾俞、肝俞等，处于膀胱经上，从临床治疗角度上来看，主要是针对该脏腑的气机调理，如咳嗽取肺俞是调理肺气。所以背俞穴可以算补益类，也不能算补益类。如脾俞能调脾以促运化、肾俞能养肾，好像可以算作补益类，但总归是膀胱经穴，膀胱是腑主表，所以笔者也不把这些腧穴归于补益类。

而对于关元、气海等腧穴，主要作用在于固摄，所以归于固摄类。因为脱证是虚证，所以亦能算补益类，所以对于虚证患者，可把固摄类和补益类相配合，以提高疗效。如肾阳虚，可温命门和气海、关元，比单纯温命门的效果要好，但对于脱证暴汗的固摄元气，温命门没有什么效果，而温气海、关元则能快速止汗，所以固摄和补益还是有很大区别的。中药治疗上也一样，五味中以酸涩为固涩之用，而甘味才是补益。但对于肾气亏虚，可用甘味的人参、菟丝子等药，与山茱萸、覆盆子等药合用，能提高治疗效果。

体虚，有气血阴阳亏虚的不同，脾胃为后天之本，气血化生之源，所以调补脾胃是补益的关键。另外肾为行天之本，主藏精。所以总是通过治疗脾肾来进行补益。

在针灸方面亦有区别，如阳虚，可用温针、温灸、或用能温的手法（如烧山火），气为阳，气虚亦用温法，但气虚和阳虚的程度不同，用温治疗的程度亦不同。如气海穴用温针，轻温补气，重温扶阳（对于温针的程度，笔者以针周边红晕面积的大小为指征，红晕小指头大小为轻温，主补气；红晕拇指头大小为中温，主要针对气阳两虚；红晕面积为乒乓球大，是重温，在于扶阳）。而对于阴虚，因为阴虚则热，所以补阴还要考虑有没有热，若有热应同时并行养阴和泻热，如承气汤就是泻热以养阴（《伤寒杂病论》中的承气汤无养阴的作用，到了清代温病学家在承气汤的基础上加生地等养阴药，才是泻中有养。但对承气汤一直都是以"急下存阴"来理解，存阴并不是补阴，而是把体内的积热泻逐体外，减少津液的消耗），如阴虚有热，可针三阴交、太溪等腧穴，同时再取合谷以泻热。

虚得补，所以对于虚证的治疗，以药食的调补为主，针灸调气为辅。补药多会滞气机，配合针灸，能起到协同效果，亦能促进补益药的补益效果。如果认为针灸的补法就能达到补益效果，这是不现实的。比如人见神疲气短、四肢酸软无力的气虚证，取脾俞、中脘、足三里等腧穴，治疗几次，人会见精神好转，这不是因为针灸

常用腧穴

的补益效果，真正补充人体能量的是一日三餐的食物，针灸只不过是调理了人体的气机，使食物的能量更好地发挥而起到"补益"作用。又如中风脱证的治疗，首先是温灸气海等腧穴以固摄气机，目的是减少元气的消耗，气机固住之后，口服大剂参附汤以补益，如果还盲目地用针灸的一些所谓补的手法来扎一些所谓的补益腧穴，患者则是死路一条。

● 神阙（补气血、益肾精）

神阙穴（即肚脐眼），它位于与命门穴平行对应的肚脐中，是人体任脉上的要穴。有温阳救逆、利水固脱的功效，常用于腹痛、泄泻、脱肛、水肿、虚脱等病症。

对于神阙穴的应用，中医史上的名医李梴和龚廷贤颇有心得。

李梴在《医学入门》中专门写到"炼脐法"，其中载"夫人之脐也，受生之初，父精母血，相受凝结，胞胎混沌，从太极未分之时，一气分得二穴。穴中如产四穴，外通二肾，内长赤白二脉。四穴之中，分为表里，在母腹中，母呼儿呼，母吸儿吸。是一身脐蒂，如花果在枝而通蒂也。一月一周，真气渐足。既产，胎衣未脱，脐带且缓断。倘脐门未闭，感风伤寒，即损婴儿真气。遂以艾火熏蒸数次，则真气无患矣。三七脐门自闭。惟觉口深。于是阳盛年长，泪于五味，溺于五音，探于五气，外耗精神，内伤生冷，而真气不得条畅。所以立法蒸脐固蒂，如水灌土培，草木根本自壮茂也。人常根据法熏蒸，则荣卫调和，安魂定魄，寒暑不侵，身体可健，其中有神妙也。夫肺为五脏之华盖，声音所从生者，皮毛赖之而滋润，肾水由之而生养。腠理不密，外感内伤乘之，令人咳嗽。外感发散，内伤滋润。又有郁结，则当解之。或伤辛燥之药，或未发散，而遂使郁遏之剂，则气不散而滞于肺中，多生粘痰而作喘急咳嗽。或伤房劳、饮食。致使吐血，乍寒乍热，耳目昏昏，身体倦怠拘急，胸满烦闷，饮食少思，精神怯弱等疾作矣。医者可急用保真丸、化痰丸等剂疗之。倘用之无效，必须依法熏脐"。书中还罗列了"彭祖固阳固蒂长生延寿丹""接命丹""温脐种子方""脐兜肚方"等处方和用药。

龚廷贤则在他的《万病回春》《寿世保元》等书籍中记载了回阳救急的"熏脐法"，用于抢救溺死、阴证腹痛、卒中暴厥等。

李梴和龚廷贤的脐疗属于中药外治法，这是针灸的变通。笔者治疗肝硬化腹水、水肿等病症，亦会用田螺捣烂外敷于脐，用于消水，效果也不错。

● 中极（益精、补气血、疏理小腹气机）

中极是足三阴经和任脉的交会穴，是膀胱募穴。

足三阴交会穴，小腿上有三阴交，但三阴交没有和任脉相交。因为中极是膀胱募穴，膀胱主气化，所以该穴还有很好的化湿作用，常用于治疗男科、妇科慢性炎症。另外对膀胱炎、尿路感染等疾病也有很好的治疗效果。因为中极有益精补气血的作用，所以还用于遗溺不禁、阳痿、早泄、遗精等。

阳虚有寒用温针，湿热用针泻。

● 中脘（温胃阳、补六腑）

中脘是胃经募穴，八会穴之腑会，手太阳、少阳、足阳明、任脉的交会穴，是人体任脉上的主要穴道之一。

此穴主治消化系统疾病和腹部疾病，如腹胀、腹泻、腹痛、肠鸣、吞酸、呕吐、便秘、黄疸等。寒则补之留针或温灸、温针，热则泻针。对于治疗胃痛灼心用针泻，效果很好。用温针治疗胃寒痛，效果也很好。

● 三阴交（补三阴、生精血、凉血固血）

此穴为足太阴脾经、足少阴肾经、足厥阴肝经交会之处，因此应用广泛，除可健脾益血外，也可调肝补肾。因女性以血为用，脾统血、肝主疏泄、肾主生殖，所以是妇科最常用的腧穴之一。如瘀血积滞化热用针泻，在月经期间可使瘀血直接排出体外；而对于虚寒证，用温灸，则能治疗下焦一切寒积。

● 公孙（补脾阳）

足太阴络脉，络阳明胃，也是八脉交会穴，通冲脉。脾主运化，胃主受纳，本穴络胃，所以能脾胃同治，是治疗脾胃病或健脾胃的一个重要腧穴。如《标幽赋》载"脾冷胃疼，泻公孙而立愈"。

● 太溪（益肾阴）

《九针十二原》载"肾也，其原出于太溪穴"。太溪穴是足少阴肾经的原穴。肾主藏精，主水。所以太溪穴有益肾精、降冲逆（潜阳）的作用，对于一切肾虚引起的虚阳上扰或气机上冲都可以取太溪以潜肾阳，如眩晕、呃逆、咽痛、咳嗽等。

有热用针泻，寒则温灸。

● 照海（益肾阳）

照海是八脉交会穴，通于阴跷脉。

照海和太溪，同为肾经腧穴，都有引火归元，达到潜阳入肾的作用，但有所区别。阴虚阳亢以取太溪为好，阳虚的虚阳上浮以取照海为好。

张洁古云："痫病夜发灸阴跷，照海穴也。"癫痫，是痰阻为患，痰为阴邪，夜为阴，夜里癫痫发作，可见病机是阳虚之痰，取照海治疗。《通玄指要赋》载"四肢之懒惰，凭照海以消除"。四肢懒惰指的是人困乏四肢无力，脾主四肢，主运化，脾虚则湿阻，于是气机不能通达于四肢，才会四肢无力，照海温肾而暖脾，脾阳足所以能运化水湿，通阳于四肢。《灵光赋》载"阴阳两跷和三里，诸穴一般治脚气"。脚气病指的是脚部水肿，以取照海和足三里，取其运化水湿。可见照海的作用在于湿阳化水，温灸照海能促进气化功能而化水湿。

● 命门（温肾壮督）

命门，是生命之门户，可见本穴对人体健康的重要性。

命门处于督脉上，和肚脐平，处于人体的中点，是督脉气机上行的一个重要节点。人的生命在于气机的升降出入，下焦肾气要上行，下焦浮阳要下潜，形成一个循环。人体上下的分界在于腹部的神阙（肚脐）和腰部的命门，督脉统一身之阳而上行，所以命门能温而升；任脉统一身之阴而下行，所以神阙能敛而降。如治疗水肿病，命门接续督脉气血，能温化而使气机提升，神阙下行能直接行水。

身体上平行于命门、肚脐的一圈穴位对人体气机升降作用很大，如前面的天枢、大横，后面的肾俞等腧穴，都有直接调理气机升降的作用。如天枢、大横可治疗各类大便疾病，治疗气机下陷的腹泻，可用温灸、温针等方法；治疗气机失降的便秘可用针泻。肾俞也一样，能治疗各类小便的疾病。

化 湿 类

人体内60%以上都是水分，水气一体，水血同源，气血稍滞则水阻成湿、成痰、成饮，于是这些痰饮水湿就成了病邪。所以对于体内的痰湿之邪，一定要及时化除。

水湿在人体内的气化，源于肾气的动力，制于脾，散布于肺，所以治疗痰湿之邪，总是以肾、脾、肺为主体。但主要在于肾和脾，且脾和胃是气机的枢纽。因为痰湿之性阴寒而黏滞缠绵，极易影响气机，脾胃为气机升降之枢，胃为贮痰之器，痰湿阻滞脾胃，气机就升降失畅，从而百病丛生，所以古人说"百病生于痰"就是这个道理。

痰湿为阴邪，治疗在于温化，虽说运化脾胃是治痰湿之本，但气化的原动力在于肾，所以治疗痰湿应在运脾化湿的基础上，扶补肾气，肾气足才能促进气化，这才是真正的绝痰湿之源。所以在治疗痰湿时，除了常用的丰隆、阴陵泉之外，还常取肾俞、命门、照海这些有补肾作用的腧穴配合治疗。中药治疗痰湿，常用二陈汤、温胆汤化湿，湿反而越重，因为痰湿是有形之邪，是致病因素，但也载元气，只化痰湿，邪去则元气亦消亡。针灸腧穴化痰湿的原理也一样，不能单纯攻痰化湿。如李中梓在《医宗必读》中论述"治病求本"时引用王应震的"见痰休治痰，见血休治血，无汗不发汗，有热莫攻热，喘生毋耗气，精遗勿涩泄，明得个中趣，方为医中杰"。朱丹溪更是明确地提出"善治痰者，不治痰而治气。气顺则一身之津液亦随气而顺矣"。

针灸治病在于调气，对化湿攻痰利水，起效迅速，如见元气强实，可单用针灸治疗，如见元气亏虚，则一定要配合中药一起治疗。

● 丰隆（降胃化痰）

丰隆是足阳明胃经的络穴，属胃而络脾。

胃主受纳，脾主运化，针刺丰隆穴可通调脾胃气机，使气行津布，湿痰自化。丰隆能降胃，又能健脾化湿，所以凡与痰有关的病症都可取丰隆穴治疗。王国瑞认为"痰多宜向丰隆寻"。楼英云："风痰头痛，丰隆五分，灸亦得。诸痰为病，头风喘嗽，一切痰饮，取丰隆、中脘。"可见丰隆是治痰湿的要穴。

络穴很有意思，是联络表里两经的交会处，如脾经的络穴是公孙，属脾经，又能治胃。人体五脏六腑，互为表里，表里关系的联络，就靠络穴。脏患病要从腑出，就可以取该脏的络穴。比如肺的络穴是列缺，咳嗽是气机上逆，肺气的肃降在于大肠的通降功能，所以可以取列缺治疗；如果因为肺气失于宣肃引起的大肠气滞，见大便不行，可取大肠络肺的偏历，上能止咳下能通便，也可以把列缺和偏历配合应用。丰隆通胃理脾以治痰，如果脾虚明显，也可以配合公孙，把脾和胃的两个络穴一起应用，就能起到健脾运胃，达到化痰的效果。

对于丰隆穴的理解，有人认为这是轰隆的假借词，还讲了一堆道理，说是什么丰条口穴、上巨虚穴、下巨虚穴传来的水湿云气，至本穴后，水湿云气化雨而降，且降雨量大，如雷雨之轰隆有声，故名丰隆。其实丰是多的意思，如丰满、丰收；隆是隆起凸起、高出之意。因丰隆处于阳明经上，阳明经本来就是多气多血，加上丰隆是胃络脾之穴，有两经之气血会合，所以气血会聚而隆起。

笔者从经脉循行的部位和主治功能来看，会发现一些规律。比如任脉主一身之阴，胃主运化通降，虽为阳经，但循行中线却是在身体的胸腹部，背主阳，腹为阴。另外，对于体内有形之食滞、水湿之邪，都是以取身体阴面的经脉和腧穴为主，如任脉的中脘、神阙、水分、中极都能祛湿，胃经的天枢、水道、归来，都能化食下气。局部肉多的腧穴都能攻有形之邪，如血海、承筋、承山针泻都有很好的祛邪作用。学习腧穴，切忌死记硬背，而是要去寻找腧穴的治疗规律，掌握了这些规律，自然能娴熟地应用于临床。

● 阴陵泉（健脾益阴祛湿）

阴陵泉是脾经合穴。合穴是五俞穴之一。《灵枢·九针十二原》载"所入为合"。意为脉气自四肢末端的井穴开始流注，至此最为盛大，如水合流。合穴位于肘膝关节附近，是经气由此深入，进而会合于脏腑的部位。所以合穴的治疗作用很强。《难经·六十八难》载"合主逆气而泄"。如大肠经的合穴是曲池穴，对于治疗发热，同是针刺大肠经的合谷穴，退热效果远不如针刺曲池。而脾经也一样，脾主运化，所以对于化湿的效果，合穴阴陵泉化湿效果显著。

● 水分（利水消肿）

《针灸聚英》载："当小肠下口，至是而泌别清浊，水液入膀胱，渣滓入大肠，故曰水分。"水分，就是把水分流。水满为患，分流是最快的方式，所以对于水湿病来说，水分穴是一个泻水之穴。

从丰隆和阴陵泉的化湿作用来看，主要还是以"化"为主，化是指在体内化掉，而水分则能直接外泻。所以对于痰湿不严重，一般不取水分，而对于水邪泛滥，则要取水分以祛水邪。

因为水是阴邪，得温化，取水分穴时，用温针为好。水血一体，水阻则血滞，温针能温能通，比用灸法要好。但一般不用针泻，以免泻气太过。

活 血 类

瘀血是一种病理产物，也是一种致病因素，但什么是瘀血呢？人体内为什么会产生瘀血呢？瘀血要怎样治疗呢？

瘀血，有局部瘀血，有全身性瘀血；有体表瘀血，有体内瘀血。在体表的瘀血很直观，如受伤后局部瘀青；体内的瘀血，如脑溢血就是瘀血阻滞在脑部。另外还有全身性的瘀血，如高热后期的弥散性血管内凝血。这些是比较直观的瘀血，另外血液黏稠使血流变慢，也是瘀血。所以中医瘀血的概念很广泛，可以说一切血行变慢都可以称为瘀血。

产生瘀血的原因很多，如气阳虚无力运血（血为阴物，得有气的推动和阳的温煦才能正常地流动）、阴血亏虚、血脉失充（如温热病高热使体液消耗太过）、出血（各种外伤、手术、分娩等造成的出血）。

治疗瘀血的方法，有提高促进血液流动的原动力（补气）；用具有降低血液黏稠和促进血行的治疗方法（如有活血化瘀的药食、针灸、运动等方式）、补充能量，提高血脉的充盈度等。其中，提高推动血液运行的动力和提高血脉充盈度是针对虚证的治疗方法；而降低血液黏稠度和促进血液自身运行的方法是针对实证的治疗。

所以治疗瘀血，一定要先审元气和精血的盛衰程度，对此脉诊有重要意义，如脉见沉弱无力，这是虚证无疑，治疗在于补虚中稍以疏通血脉即可；如见脉涩而紧实有力，这是瘀血阻滞元气未亏，治疗上可以直接攻瘀。另外因为其他病邪导致的瘀血，如食积、水湿、痰饮等因素造成的瘀血，治疗上要分消病邪（其实肥胖是瘀血的表现，胖人多脂，不论是哪种肥胖，对人体的气血运行都不利，所以治疗肥胖一定要活血化瘀，促进气血的通畅，才能起到真正减肥的效果，如果通过节食、过度运动等方式减肥，只会使身体元气越来越亏虚，则见越减肥人越胖）。

针灸治疗瘀血方面，主要理论是以脾统血、肝藏血、膀胱通一身之阳为基础。有人会问，血液循环不是依靠心脏的收缩嘛？人体血液循环的确是依靠心脏收缩，但心脏收缩要消耗能量，能量从哪里来呢？这能量就是元气，元气有先天元气，是胎儿在母体内就存在的，出生后就全赖脾胃对食物的消化吸收和肺对自然清气的吸纳，所以中医学认为"脾胃为后天之本，气血化生之源"，如果脾胃的功能不好，气血就乏源，提供给心脏收缩行血的物质动力就不足，所以脾才是统血之本。临床上评价一个医生是否高明，通过一张处方就可以看出来，如治疗瘀血，如果整张处方里大量的活血化瘀药在用，而没有调理脾胃的药、没有润养的药（强行活血，血会耗亡，所以活血化瘀的同时要有一些润药相制，以降低副作用），没有兼顾其他病邪，这样的处方，不论对方怎样吹嘘，也是废方。如女性月经量少或闭经，有些医生不管虚实，起手就是大队的活血化瘀药来通血，患者服药后立见月经，于是拿此药方作为神方自行到药店抓药长期服用，导致卵巢早衰，三十余岁就见潮热汗出等更年期综合征的表现。

2017年冬天，笔者接手了一例贝赫切特综合征患者，此患者产双胞胎，但只存活一子，这是先天不足；产后恶露四个半月才干净，此后就见持续低热，久治不愈，笔者接手治疗时，该患者已发热3年半。患者先天不足，产后失养，加上持续低热不止，人的元气已大耗。经笔者治疗半年时间，身体大见好转，低热也基本控制，溃疡也没有反复。但到2018年夏天，患者爱美而节食减肥4个月，到2018年9月初见四肢端瘀青、牙龈出血、白细胞下降，9月下旬阴部溃疡又复发。患者的四肢瘀青是明显的瘀血表现，因为脾主四肢，饥饿减肥必定会伤脾损胃，使人的气血不足，脾统血，脾虚则无力统血，于是就见瘀血。

● 血海（活血养血清热、引血归经）

《针灸甲乙经》载"若血闭不通，逆气胀，血海主之"；《针灸大成》载"暴崩不止，血海主之"。可见血海主要用于妇科经血方面的治疗，因为血海是活血化瘀，补血养血，引血归经的要穴。

三阴交也是脾经上可以活血化瘀、养阴补血的腧穴，但三阴交偏于清降，养血作用远不如血海。另外对于妇科痛经，血海的治疗效果也要优于三阴交。

脾经上的腧穴，除了血海、三阴交以外，阴陵泉、地机也有很好的活血化瘀作用，但阴陵泉偏于化湿，而地机是化湿和活血各半，地机的活血作用不如三阴交，但化湿效果要优于三阴交。所以对于湿阻痛经或其他妇科病的小腹疼痛患者，如慢性盆腔炎、子宫内膜炎等引起的小腹疼痛，取地机效果显著，能分消湿瘀。

● 行间（行瘀血、降清肝降逆）

　　行，指流动。间，是内、里的意思。如《礼记·乐记》载"间一动一静者，天地之间也"；《汉书·严助传》载"而独间数百千里"；《庄子·人间世》载"攘臂于其间"。这些"间"都是指里面、内在的意思。有人将行间的"间"字理解为大敦与太冲两穴之间，这是错误的。因为血藏于内，行间是肝之荥穴，是指能通内在的血，这才是行间的本意。《灵枢·九针十二原》载"所出为井，所溜为荥，所注为输，所行为经，所入为合"；《灵枢·顺气一日分为四时》载"病变于色者，取之荥"。说明荥穴主要应用于发热的病证，用于治疗热病，因为"病变于色"的"色"字，是颜色之意，并不是佛教所说的色相。色主要应用于中医诊断学，如说某人诊病水平很高，以"望而知之谓之神"，望是用眼睛看，颜色是最核心的重要元素，如面红主热、面苍白主脱血、黧暗主瘀血等，都是通过颜色来诊断。而"病变于色"，结合五输穴的子行属性理论，荥主夏天，属火，火为红色，所以《难经》载"荥主身热"。因此，行间主要用于治疗中风、癫痫、头痛、目眩、目赤肿痛、青盲等肝经风热所致病症。

　　但肝藏血，主疏泄（疏理气血），肝之荥穴是可以直接促进行血的，不外是用针泻是针对瘀热，温通则是针对寒滞。所以行间临床上亦常用于治疗痛经、闭经这些血行不畅的妇科疾病。

　　太冲是肝之原穴，也有很好的活血化瘀作用，但太冲行中有养之意，并能促进气机下行，而行间则是偏于行散。所以笔者把太冲归于降气类而行间归于活血类。

● 委中（逐瘀血、通筋痹、散寒邪）

　　委中，是足太阳膀胱经的合穴。足太阳膀胱经为少气多血之经，委中是刺血较为理想的穴位，所以又名"血郄"。 委中穴是治疗腰背疼痛的要穴，《素问·刺腰痛》载"足太阳脉令人腰痛，引项脊民背如重状，刺其郄中太阳正经出血"；《灵光赋》载"五般腰痛委中安"；徐凤更是把人身上四个重要常用的腧穴编成"四总穴歌"，对委中的描述是"腰背委中求"；《千金方》《针灸大成》《医宗金鉴》等名著中都记录委中主治腰痛。

因为足太阳膀胱经循行于腰背，所以对于腰背痛取委中是一个有效穴，但膀胱主通主散，主一身之表阳，所以委中之活血是针对新瘀，如急性腰扭伤等方面的治疗，而不是针对虚损性的腰背疼痛。也就是说，委中是针对新瘀时邪的应急应用，虚损性的疾病不用或与补益类的中药配合而用。如张景岳的《类经图翼》载"虚者不宜刺，慎之"，所以对于体质素虚、精血不足、病久体衰、孕妇、贫血、一切虚脱之症都要慎用。笔者曾治疗一位患者的腰痛，亦是取委中，因为该患者是一位文字工作者，要长期熬夜，熬夜之人气血多亏，该患者一次出差后腰痛，这是因劳而痛，所以笔者针委中以止痛，接下来马上服用补养气血、固肾养精的中药，后来又用野山参粉进行补益。如果腰痛不是很严重，只是见腰痛绵绵、隐隐作痛等，这是肾虚腰痛，治疗当补肾培元，不宜点刺本穴出血更虚其脉。针灸治病取效速，但伤元气亦速，切不能图一时之快。

● 膈俞（行血滞、理胸气）

膈，就是膈膜。俞，为输送。膈俞名意指膈膜中的气血物质由本穴外输膀胱经。

膈俞是八会穴之血会，是治疗血病的一个重要腧穴。临床上针对疾病的情况和其他腧穴配合，可以治疗一切瘀血病。

膈膜是下焦和中焦的分界之处，膈上是心，膈下是脾，所以膈俞除了活血化瘀外，还兼具养血生血、健脾补心之功。对于心脾两虚者可配合心俞、脾俞、三阴交等穴一起治疗。

理 气 类

理气，就是疏理气机。

人体内气机的运转方式有升（向上）、降（向下）、出（向外）、入（向内）四种方式。升降平衡、出入平衡，则人健康，如果气机有偏则生病，治疗就是调气机的紊乱（其实一切治疗活动都是调气，肿瘤的手术，也是因为肿瘤局部气血郁滞，用手术切割的方法疏通气机；高热、腹泻等体液丢失的输液，是速救阴津以敛气）。

人体的气机升降出入的通路是经络，针灸治疗是直接刺激经络（气机通道），所以取效速。如果经络阻滞不通，气机就会失畅。所以本篇的理气作用指的是针对气机的疏通（疏通经络之气滞）。但疏通经络气机，也是建立在气机升降出入的大气机运转的基础上。如果脱离了这个基础只为理气而理气，往往病未愈，元气先败。

气为血帅，血为气母。气能推动血的运行，但气为无形之气，血是有形之血，血是气的载体，反过来理解，血亦能载气而行，所以能行血的腧穴实际上都能行气。从中药治疗气滞的疾病，见气滞日久用陈皮、香附等理气药治疗常常效果不理想，于处方中加些活血化瘀药，效果就明显增强，这就是血载气行的原理。

心主血脉（行血之脉，如水管一样，指的是管不是水），心主神明，神动则气动，气动则血动，如发怒，气机上冲，血为之上逆。所以心静则气血静，心动则气血动。所以气机不通，治疗在于取心包经为主。另外，胸背部的腧穴，因靠近心，所以亦能行气解郁，如肺俞、膈俞、膻中等，都能开胸行气。

● 神门（理心郁结之气）

神门，是指人的神志之门户。神门穴是手少阴心经的原穴，对心神有直接调理作用。

原气通过三焦输布于全身脏腑、十二经脉，其在四肢部驻留的部位就是原穴。人体脏腑各有一个原穴，脏之阴经，以输为原；腑之阳经，则另有一穴为原穴。《黄帝内经》载"五脏有疾，应出十二原；五脏有疾，当取之十二原"。所以不仅心门能理气，其实其他原穴都能理该脏腑的气机。因为气郁生在心神（心主神明），所以笔者把神门归于理气类。

● 内关（清心包热、理胸腹气机）

内关穴是手厥阴心包经络穴，又是八脉交会穴之一，通于阴维脉。

心为五脏之大主，但心不能受邪，受邪则死，所以由心包代受之，所以治疗心病，病位多在心包。内关是心包经的络穴，通三焦，所以取内关能疏理心包及心之气机，又能畅行三焦，所以内关是疏理三焦气机的一个重要腧穴。

心包经的原穴是大陵，也能疏通心包气机，但大陵不能络三焦，所以对于人体的整体气机疏理效果不如内关。

三焦经的原穴是阳池，络穴是外关，对三焦气机亦能疏通，但三焦经是阳经，阳主表，所以阳池和外关疏理气机作用是偏于表（如针外关可治疗经络疼痛、肩背关节疼痛），而对人体内气机郁滞，效果不著。

内关虽说络三焦，但心包处于上焦，所以内关的理气作用主治偏于胸腹部的气滞，《玉龙赋》载"取内关与照海，医腹疾之块"；《百症赋》载"建里内关扫尽胸中之苦闷"。如晕车呕吐，是上腹部和胸部的气机郁滞，手指按揉内关就会舒服；心绞痛是心的气机郁滞，用力按压内关，能快速缓解，所以内关穴是心绞痛的一个常用救急腧穴。

● 神门、内关、通里的区别

神门是心经之原穴，内关是心包经之络穴。两穴都能疏理心胸气机，但神门主要针对心的气机，并且还有养心的作用；而内关则是能通三焦气机，所以理气的效果要强于神门。但对于心虚失眠等病症，神门的效果又优于内关。

神门、内关、通里都有清心火的作用，但通里是心之络穴，通小肠，小肠主降，所以通里的作用主要在于清心降气。治疗心火亢盛的失眠通里效果比神门好，但对于虚证，神门强于通里。

● 膻中（升脾气、降胃气）

膻中是心包募穴，是八会穴的气会，是足太阴、足少阴、手太阳、手少阳和任脉的交会穴。

膻中处于胸口当中，宗气聚会之处，能理气活血通络，宽胸理气，止咳平喘。一切气郁之病都可取膻中。

温 阳 类

针对治病的原理，《素问·至真要大论》载"寒者热之，热者寒之，微者逆之，甚者从之，坚者削之，客者除之，劳者温之，结者散之，留者攻之，燥者濡之，急者缓之，散者收之，损者温之，逸者行之，惊者平之，上之下之，摩之浴之，薄之劫之，开之发之，适事为故"。《灵枢·经脉》在每条经脉循行后均提出"盛则泻之，虚则补之，热则疾之，寒则留之，陷下则灸之，不盛不虚，以经取之"之句。

可见温阳法和补阳法是不同的，温阳法是针对寒邪实，而补阳法是针对阳气虚。一虚一实，相差很大。针灸治疗寒邪实与治疗阳气不足，也有所区别。

阳虚则寒，是指阳虚之人易受寒邪，但不见得所有阳虚之人都会有寒邪积滞于体内。所以治寒之要，在于温热，并且寒性收敛凝滞，主要在于温而通散。针灸治疗上，主要取一些有理气活血作用的腧穴进行温灸，或对一些有扶补阳气作用的腧穴用温针或温热法，以达到温而能通的效果。

比如行间、太冲、三阴交这些腧穴具有疏通效果，用温灸能温散腹中寒邪；而取气海、关元这类腧穴，用温针也能温散腹中寒邪。温灸偏于攻邪，温针偏于疏通。比如阳虚不严重，只是寒邪明显的患者，就可以取具有疏通效果的腧穴温灸；而对于阳虚为主，兼有寒邪的患者，则以具有补益作用的腧穴进行温针。如慢性盆腔炎患者，虽见阳虚，但因为小腹里面有湿邪化热的实邪存在，所以治疗上对小腹局部不能用温灸，可取地机、阴陵泉、丰隆等有疏散作用的腧穴温灸。而针对腹部的治疗，可应用具有温热作用的行针手法，在中极、归来、子宫等穴位上进行治疗。因为有火和无火的治疗对温热的程度大不相同，火有火之热，如果用温针可直接温灸，则易使火热和体内的实邪相合，成为湿热之邪。

针灸，是指针法和灸法，针主要在于疏通气机，而灸主要在于扶阳气。针用泻则偏于清凉而泻，针用温则偏于温通而行。所以对于温法，临床治疗上所用的腧穴很多，比如五脏之寒，针对寒邪的程度可温灸或温针其原穴、背俞穴；如脏和腑都有寒，可以取络穴温针或温灸；如有其他的实邪，则针对该实邪选取相应的腧穴进行温针或温灸。如脾肾阳虚的水肿病（水为阴寒之邪），阳虚是本，水邪是实邪，虚要补，实邪要攻，扶补上可于气海、关元、肾俞、脾俞等穴用温补手法（因为邪实，不用火）；而对有利水化湿的穴位，如阴陵泉、水分等穴进行火针温通。这样的结合，能扶补又能攻邪，并且不会使火热和水邪相合。

针药一理，见寒用温，但对正虚邪实的分析处理，这是精微的细节，如果这些问题没处理好，即使治疗思路看起来很正确，一样不能愈病。

笔者治病，要先把正气和病邪区别开，如是虚，气血阴阳之偏虚几分，邪实方面有几种邪结合，进行罗列。再把元气的盛衰和病邪各分成五个层次，进行一一对比，针对这些实际情况进行选药、定药量（针灸方面以选穴，定寒温补泻），这样就能找到最佳的治疗方案，开出最佳的治疗处方。

有些患者看笔者治病，不论是治疗内外妇儿病，还是治疗肿瘤情志病，都是反复用几味中药，看起来都差不多。这些处方在不懂中医的人看来是差不多，但笔者把人体和疾病进行了很细致的层次分析，差别就在这些细微之中。同样几味药的配合，每味多几克少几克，同一个穴位留针，手指捻转的幅度、频率、强度等不同，最终的治疗效果都不同。

所以，医生治病是一个精细活，但精细治疗，也有一个很大的麻烦，就是针对性太强，虽说能快速取效，但病情一变，处方就得变。笔者的患者来自全国各地，自然做不到时时随访，所以笔者也是针对患者的实际情况开一个弹性较大的处方，适合患者较长时间地治疗，虽说效果会差些，但方便。对于针灸方面的应用，笔者大多开个针灸处方，嘱患者找当地针灸师治疗，或者嘱患者自己按摩，或弄点中药外敷代替针灸。但总的治疗方向是不能错的，若治疗方向错误则越治越差。

清 热 类

清热法，是针对身体积热的治疗方法。

清热法可分为清法和泻法，清法是针对积热不严重者的治疗，而泻法则是针对积热严重者的治疗。中药治疗方面，如黄连、黄芩之属是以寒凉之性来清内热；而泻法，则是使热从体内外泻，泻有两层意思，一是宣泄，二是泻下。如外感热病用发汗来治疗，就是通过出汗，使体内的积热宣泄于体外；泻下方面，如《伤寒杂病论》中的"承气汤"，通过排泄大便，使体内的积热外排。闭经患者易烦热，用活血化瘀促进月经下泻，也是泻法。

所以对于针灸治疗，原理相同，也是针对积热的部位、程度的轻重选择清热还是泻热来治疗。如中风闭证，脑内出血积热，人已见神昏的地步，用清法治疗，是重病轻治，救不了命。所以要用泻法，针泻风池、百会等穴，是使脑中积热向外宣泄；取内庭、行间等穴位刺血，是使热邪向下泻。

对于身体积热的病变部位，有脏、腑、气、血等不同。

对于脏腑的积热，十四正经的五输穴都能泻对应脏腑之热，其中以井穴最强；另外背部的腧穴用刺泻也能清对应脏或腑之热，如刺泻肺俞能清肺、刺泻大肠俞能清大肠热。

因为脏和腑的生理功能不同，所以清热的效果也不尽相同，如阳明经是多气多血，太阳经是多血少气。所以清热方面，以阳明经最强。手阳明大肠经的合谷、曲池，足阳明胃经的内庭都是治疗热病的常用腧穴。手太阳小肠经的后溪，足太阳膀胱经的委中、飞扬等，也是治疗发热病的常用腧穴。但因为太阳主表阳，所以对于风寒外感的发热，以取太阳经为好，积热太过，才取手阳明，积热严重才取足阳明。因为太阳主表，风寒之邪从外来，治疗时病邪亦得从外宣泄，所以风寒感冒初起，先取太阳经和督脉为好，因为督脉统一身之阳，取督脉可振奋阳气而散寒外出，如可取足太阳膀胱经的飞扬（飞扬穴是膀胱经的络穴，络肾，所以能补内而散外），手太阳小肠经的后溪（后溪是八脉交会穴之一，通于督脉，能温阳散寒邪），督脉的大椎；积热已较严重，还没有到泻下的程度，可取手阳明大肠经的曲池（手在上焦，主要在于宣散），如果积热已很严重，就得宣泄和泻下一并治疗，如高热神错，可取十宣或井穴以交通阴阳，再泻足阳明胃经的内庭直接泄热。因此，应用清热法时不能见某个腧穴的清热效果好就取，如风寒外感，体温才37.5℃，就取内庭来泄热，反使病邪内陷，治成重症（如病情用发散表寒的麻黄汤来宣泄就可治愈，但却直接用承气汤来泻下排热，反使阳气受损无力祛邪外出）；反过来积热已很严重，不得不用泻下法来泄热，但还只用宣泄来散热，病情也会变重（热积阳明，大便都干结不出，还用麻黄汤来发散治疗，也一样治不了病）。

发热的原因很多，有气郁化热、瘀血化热、痰湿化热、食积化热、熬夜等操劳化热、气虚发热、阴虚发热、阳虚发热等。治疗要针对病因，而不是哪个腧穴退热效果好就取哪个。中药治疗也一样，如气虚发热，治疗在于补气以固气，气固住不外越就不热，如果再吃黄连，反而越吃越热。针灸治疗也一样，气虚发热要温灸肾俞、命门、气海、关元等穴以固气温养，气归潜藏就不外越，故而不热，如果还取曲池宣泄，反更伤气，治不了热。

气郁发热，是气滞不畅而成积热，可取膻中、内关等具有疏理气机的腧穴以通气，再取合谷、太冲以泻肝（肝主疏泄，气郁化热，要理气和清肃一起配合。合谷和太冲，称为"四关穴"，合谷属大肠经，能清肃气机）；如瘀血化热，治疗在于通瘀，如女性月经将来又闭住不出，人见烦热不安，治疗不再是取曲池、内庭，而要取三阴交、血海、行间等穴以泻瘀滞于下，使月经外排，热随瘀排出；食积化热，则取天枢、大横、足三里、内关等穴，促进食滞下通，积去而热自除；痰湿之化热，如慢性盆腔炎见发热，治疗上可取阴陵泉、丰隆、合谷、归来等穴，以分消湿热；熬夜等烦劳之热，这是虚热，因为操劳必损元气，治疗在于潜阳，烦劳必有气郁，所以上焦要清疏，可取神门、内关、通里等，以疏散上焦之心火，并且促进心火下行，下肢可取太溪、涌泉等穴以固养肾气。

上述是治热之大要，取穴前一定要仔细分析病因病机，落实病位。

● 通里（清心热、降气下行）

通里是心之络穴，络小肠，心火由小肠下降，所以本穴有很好的清心潜阳、宁心安神的作用。

● 大陵（清心胸热）

大陵穴是手厥阴心包经的输穴和原穴，《千金方》载："主目赤，小便如血。"可见本穴有很好的清心效果。

另外，本穴还是孙真人的"十三鬼穴"之一，用于治疗神志病。古代治疗癫狂等精神疾病理解为鬼神作祟所致，《千金要方》记载了十三个经验效穴，称为十三鬼穴，十三鬼穴分别是：人中（鬼宫）、少商（鬼信）、隐白（鬼垒）、大陵（鬼心）、申脉（鬼路）、风府（鬼枕）、颊车（鬼床）、承浆（鬼市）、劳宫（鬼窟）、上星（鬼堂）、男会阴女玉门头（鬼藏）、曲池（鬼腿）、海泉（鬼封）等十三穴。这些腧穴主要用于清热、活血、理气等方面，可见热扰心神是主要病机。

● 劳宫（清膈热）

劳宫是手厥阴心包经穴的荥穴，息风凉血、安神和胃，清心热，泄肝火。用于治疗昏迷、晕厥、心痛、癫狂、痫症、口舌生疮、口臭等病症。

劳宫处在手心，针刺疼痛感很强，一般不作针刺。

心火妄动，心神不安，往往是阴虚火旺的表现，即肾阴不足，导致阴虚火旺，有的患者表现为阴虚内热，常见症状为五心烦热（手心、脚心和心脏称为五心），心烦气躁。治疗要清心固肾、引火归元，上可取劳宫用凉水刺激，下可取涌泉（涌泉在足底，是足少阴肾经的井穴）用热水浸泡。劳宫用降温的方式来清心，效果显著。笔者长期熬夜写书，有时开车外出，人见烦躁，将手心对着汽车空调吹会冷风，就会平静下来。如果方便，还可冰敷劳宫穴和百会穴，心情烦乱可快速缓解。

● 通里、大陵、劳宫的区别

通里、大陵、劳宫三穴都有清心通脉的作用，但通里是络穴，通小肠，小肠主通降，所以通里清心降火，能促使气机下降；大陵是心包经之原穴，能直接疏理心包的气机，所以大陵偏于疏理气血；劳宫是心包经的荥穴，荥主火，所以清心火的效果显著，但降气（火）作用不如通里。

● 曲池（清大肠热、清气分热）

曲池是手阳明大肠经之合穴，有清热解表、疏经通络的作用，是临床上治疗外感发热最常用的腧穴之一，不论是风寒还是风热，见发热较重都可应用。在温热病的治疗方面，叶天士提出"透营转气"的方法，如温热病高热患者，刺泻曲池，就类似于"透营转气"的作用。

肺主皮毛，与大肠互为表里，曲池还能清热（脏为阴主里，腑为阳主表，脏邪从腑出），皮肤炎症、火热性的皮肤病，亦能取曲池泻之。

● 内庭（清胃热）

内庭是足阳明胃经的荥穴，能清泄积热，刺血泄热迅速。因为胃主通降，所以内庭刺泻能直接使热邪下泄，常用于治疗高热神昏的患者。

● 曲池和内庭的区别

两穴同属阳明，阳明经多气多血，但曲池是手阳明大肠经的合穴，而内庭是足阳明胃经的荥穴。曲池清热在于向外宣泄，内庭在于降泻。

病案荟萃

内 科

● 肺系病

1. 感冒

2017年秋，天气颇热，笔者爬山汗出，因回来开车时车里空调吹冷风而受寒，见恶寒神疲，胃脘痞胀，肩颈僵而不爽。急在风池、风府、大椎等肩颈部穴位涂白花油，自己伸手用力搓得局部发烫发痒，顿觉身体暖和。又于中脘到神阙顺着任脉一线涂点白花油，用手心捂着，不一会就觉得手心出汗，感觉胃脘局部温热，不到半个小时，脘痞亦瘥。

汗出当风受寒，治疗在于及时，稍有不对，就马上针对穴位按摩到发烫，能使寒邪及时外散。不要等到头痛发热再来治，发热是身体内热不能外散郁积在体内，热邪上冲才见头痛，此时治疗就得泻阳明。

病案1 某妇与金华一群驴友去户外活动，因遇雷阵雨淋雨受寒，傍晚回到市区里，人见精神困顿，身体发热、气喘、呕逆。这是肺脾俱病，治疗得运中散邪。嘱患者自己在整个腹部皮肤上都涂点风油精，再用手捂着中脘处；再针合谷、曲池，刺泻；足三里先泻，再温针（先对足三里刺泻，留针时在针尾用香烟点火烤以代艾绒燃烧。笔者一般情况下，针随身携带以用于应急，但艾绒有时没带，于是用香烟火烤以温针）。不到半个小时，热退痛止，胃口亦开，嘱其回家后再服午时茶颗粒 3 小包，顿服。

对于外寒影响脾胃运化，治疗时用《伤寒杂病论》中的方法，外感见腹胀先治内，于是用风油精暖胃脘，通滞气，散寒湿；再针泻大肠以除热，再针泻足三里以通胃腑之滞，病总是因寒而起，并且又影响了消化功能，于是取足三里，先针刺泻后再温针以促脾胃运化。

病案 2　春天初暖，不时阴雨，某患儿，11 岁，见身热不扬的低热，舌苔白腻，纳呆思呕。这是湿温，治疗得运中化湿、通利三焦，并宣畅外邪。用生薏苡仁、茯苓、紫苏叶、滑石、厚朴、半夏、生姜、黄芩诸药为治，一剂见诸证均瘥，家长见小孩数日饮食不佳，以美食喂养，小孩亦因胃口大开而过食。次日患儿又见身热不扬诸证反复，并见胃脘痞满，笔者于原处方中加焦三仙治疗，并嘱家长对患儿的喂养要少食多餐，因考虑到小孩体质偏弱，病重药轻，病情如故。嘱家长在患儿腹部皮肤上涂白花油，再用不轻不重的力量按摩。按摩不到 2～3 分钟，患儿排气通便，诸证均瘥。

人体是一个内外一体的有机整体，外感病，如见内有积滞，得分消内外，积滞消则不敛邪，外邪亦易散。本案患儿，先药不效，再加按摩腹部马上就见效，这就是通内气以散外邪之意。

病案 3　某妇，产后失养，外感发热自行去药店买了消炎止痛的感冒药服用，汗出热退后，不到 2 小时又见热势反复，又服感冒药，又见汗出，如此反复数次，于是去医院治疗。但医院治疗 2～3 天，依然反复发热，时而高热，体温达 39.5℃，几度晕厥抽搐。笔者去医院会诊，问诊得知大便四五天未行，按腹部，还没有到阳明腑实用承气汤的程度，于是外用开塞露肛门进药以通便。见患者舌苔黄厚腻，这是湿热，但因患者产后失养体弱、过发汗伤元气、医院输液而生痰湿。针刺曲池、阴陵泉、丰隆、内庭，泻法。不到半个小时患者热退，并留中药处方：生薏苡仁、茯苓、厚朴、半夏、黄芪、党参、当归、紫苏叶、藿香、黄芩。次日患者病愈出院。

湿热为患有热重或湿重之区别，本患湿热并重，且腑气不通，因考虑到患者体弱，针泻通腑恐更伤元气，所以用开塞露外用为治。腑气通，再加针调气宣散病邪，使热速退。但因医院输液治疗，考虑到脾胃失运，再以中药调治。

病案4 某男，六十余岁，患支气管哮喘、糖尿病。平时稍动则气喘痰鸣、胸闷不舒。因冬天受寒见气喘不能平卧，咳痰不止。急到医院治疗，医院诊为心力衰竭，以甘露醇等药治疗，效果不佳，住院三四天，患者处于昏迷状态。笔者会诊，见患者面色灰暗浮肿，呼吸急促，脉弦涩有劲而数，二便不畅，口中秽臭。这是水气凌心之危证。急用热水袋温敷小腹，针天枢、阴陵泉、足三里。中药处方：炮附子、干姜、牵牛子、葶苈子、泽泻、生黄芪、当归、苍术、厚朴。针后中药鼻饲。次日患者神醒，气喘心悸等症状亦缓解，二便亦通畅。原处方的葶苈子、牵牛子用量减半，以免伤元，针内关、足三里、阴陵泉。如此针药结合治疗数日，病情缓解出院。此患病程长久，病情严重，病要痊愈已无可能，但能延长生命、减少疾病的发生、杜绝糖尿病的并发症、提高生活质量。

本患是外感牵动宿疾，治疗要考虑几个问题，一是患者年近古稀，二是久病体弱，三是病情严重（元气大虚并见痰湿之邪大实）。因为患者阳气亏败，治疗当急固阳以促运化，所以温敷小腹以固涩元阳；针天枢、阴陵泉、足三里以通腑气而存津液，但不取水分穴，在于水分泻水太过，又有中药的泻水药应用，恐泻水太过而元气不支。因病情大虚大实，处方用药上当以大补大攻的思路保命为上。大积大聚之治，攻邪不能太过，所以中药一剂后就当减少攻水药之用量。

2. 咳喘

病案 1 某妇，二十年前产后受寒，此后遇寒则觉胸冷咳嗽，舌淡胖，脉沉弱而偏涩。喘息难平，夜尿频频，或不时尿失禁。此为肾阳亏虚为患，治疗得以固肾纳阳为本。生黄芪、党参、炒白术、茯苓、半夏、陈皮、厚朴、焦三仙、干姜、炮附子、菟丝子、泽泻、补骨脂、当归、川芎、杏仁等药为治，夜尿、尿失禁大见好转，但遇寒咳喘依旧不效。考虑久咳有伏热，上焦积寒当温散，中药治疗思路不变，加针鱼际，轻泻；膻中穴贴生姜一大片，外敷热水袋代替温灸。针药结合，针灸只配合治疗 2 次，顿觉胸中温暖，咳顿除。再续用中药内服巩固。

阳虚有寒积之患，温阳补气是正治，但局部的寒邪凝滞得消散，否则邪不去则正气难复，且病不得愈。所以局部温灸或火针之类治疗凝滞之寒邪，配合汤药治疗，能明显提高治疗效果。

病案 2 某男，年近六十，自诉十年前一次野外劳作，口渴喝山涧凉水，此后见脘腹痞胀不舒服，并且稍微饱食或食物稍凉点，或吃粽子、红枣一类腻滞的食物，则咳嗽不止，咳嗽无痰的呛咳，剧烈的咳嗽后，渐渐地会觉得腹脘部的痞胀会好转。到处治疗，中医谓为食积，但吃了很多运中化积药也没有效果。该患者的确是食积为患，胃为气机升降之枢纽，胃中积滞则上焦之阳不能下潜，食后胃中积热，于是热势上冲而见咳嗽不止。治疗当在胃，不在肺。中药处方：党参、焦三仙、厚朴、枳壳、干姜、生姜、半夏、附子、桂枝、当归、桃仁、生大黄。药后见泻出黑滞大便甚多，胃脘痞缓解大半。但此后去大黄再服药治疗，见效果平平。还是时不时会脘腹胀满而咳嗽，但咳嗽也不似原来剧烈。久积入络，治疗当泻胃络，但血得温才行，于是中脘温针，久留针、内关、足三里刺泻，隔日一次，配合中药治疗。治疗半个月，胃脘处痞胀全消，也不会见食后咳嗽。

五脏六腑都会令人咳，此患是胃中积滞为患，治疗重点在胃，前医治疗总体思路是对的，但因为久积当攻下以去积，一般医生不敢用大黄来治食滞。笔者治疗一剂而见症状缓解大半，在于用温通活血，但后来效果平平，在于攻下太过。患者久积体弱，攻下虽能驱邪外出，但同时亦伤元气，如果处方中加大补益之剂，又会影响消积，此时用针配合治疗，使针药合力，使调补不滞攻邪不损。

2013年秋天燥热，笔者在横店工作和徐医生、张医生他们时不时会弄点小酒喝，晚上又熬夜写书稿，于是见鼻子干热、咳嗽无痰，这是天气之燥热，加上酒之热，加熬夜上火为患，治疗以清肺肃气为主。于是笔者去买了些梨吃，不适有所好转，但还是会时不时的咳嗽，考虑到汗出受寒的外邪问题，于是给自己用针泻鱼际、合谷。咳嗽马上就好。

秋燥，南方不多见，因为南方秋天都会有台风，时不时的下雨，所以空气颇湿，正如古人所说"一场秋雨一场寒"。反而是浙江多热，国庆节之后还是30℃以上的高温，一场雨下来，地热把水汽蒸发到空中，空气湿热，所以秋天腹泻的人颇多。但近几年来，2013年和2017年这2年的秋天是雨少干热，所以燥热伤肺还是较常见的。对肺燥热的咳嗽，吃梨是较方便的治疗方法，但有时因为天气还热，空调的冷风还在用，汗出受寒时有发生，所以清肃肺气之时，还得加些宣肺的药。如《医门法律》的清燥救肺汤，针对的就是秋天燥热，所以用石膏、麦冬、枇杷叶、杏仁清肃肺气，还用桑叶宣肺以散外邪。但从喻氏的处方来看，主要是针对没有外邪的患者，如果还有外寒，还要用麻黄，只是针对燥热，麻黄少用而已，中医之秘在于用量，就是这个道理。但如果是为了宣肃肺气，可以临时取穴刺激一下，这更简便。

● 肝系病

急性黄疸性肝炎

病案1　某男患阳黄，腹胀、呕吐、便秘、发热，脉数而有力，舌红苔黄厚。治疗得清利通腑，急泻邪毒。中药处方：生大黄、厚朴、枳壳、茵陈、黄芩、半夏、垂盆草、益母草、干姜。药后不到 1 小时腹痛难受，泻下青绿色糊样大便甚多。因考虑到已大泻，于是次日只用一小点大黄，过了一日，黄疸又加重，这是病重药轻。于是再针刺阴陵泉、阳陵泉、天枢、内庭，重泻。黄疸迅速缓解，中药每天服用，针灸隔日一次，不几天就出院。

对于急性黄疸性肝炎，发病迅速，能在短时间内使肝坏死，笔者在山村生活时，常听长辈们会说某人患"黄病"而死，通过村民们的描述，可以判断是急性黄疸性肝炎，所描述的发病到死亡时间不超过 1 周，可见病邪来势之猛。所以治疗这些大实之病，治疗当急攻，使毒邪以最快的速度排出体外。而中药方面的应用，起效最快的就是"承气汤"加清热利湿药，因为本病湿热并重，是湿热之邪闭结才使大便不通，所以治疗不能单纯通大便，还要清利湿热，大小便一起通利才行。但通利二便的治疗，在于攻邪之应急，所以用药剂量当重，以挫病势。待病势缓解后，攻邪之剂应当减量，以免伤元气。但减药量这个过程很考验医生水平的，如用量过重则药重病轻，病是去了，但元气也伤了；如用量过小，则病重药轻，邪毒不能外攻。此时用针灸配合治疗，就可以起到协同作用，提高效果。如《伤寒杂病论》中也提到服桂枝汤病不愈，针风池而病愈的记录，这就是针药结合的典范。

病案 2 卢某，男，东阳人，五十余岁，患肝硬化腹水一年半，时常去医院抽腹水，但每抽一次腹水，病情都会严重一分。平时治疗是以中西医结合，西医方面主要应用利尿药，中医方面也是以补气健脾利水为主，但病情日渐加重。2013 年患者到横店四共委找笔者治疗，见患者面色灰暗，两颧潮红，脘腹胀满，纳差神疲，大便不利。脉弦涩有劲而偏数。舌淡胖边齿痕，水样滑腻苔。这是阳虚气化不利的湿阻，过用利尿更伤阳气，气化更不利，是腹水加重的原因所在，治疗当温阳活血、利水消肿。中药处方：生黄芪、炮附子、生姜、厚朴、茯苓、牵牛子、葫芦、益母草、制鳖甲、当归、菟丝子。治疗一周，腹水消大半，胃纳亦好转，但脘腹满大便不利等症状缓解不明显。笔者于原处方中加焦三仙、桃仁诸药，治疗3天，效果不明显，笔者嘱患者自己在穴位上涂点白花油按摩，主要取内关、足三里、阴陵泉。并且每天在膻中穴到曲骨穴，在整条任脉上都涂点白花油，一天涂3～4次。这样配合治疗，一天就觉得脘腹胀满消失，二便通畅，人为之轻松了许多。如此治疗近2个月，腹水完全消失。

血不利则为水，肝腹水的病因是瘀血为患，治疗在于化瘀。但已有大量的腹水产生，水为阴邪，得温才化，血亦为阴物，也得温运，所以用药治疗上不能过寒凉。有些肝腹水是慢性乙肝引起，但有些医生一听是乙肝，就是大队的清热解毒药为治，时间一久，阳气亏败，腹水更严重。受《伤寒杂病论》中败酱草、附子、生薏苡仁合用的启发，治疗肝炎见寒是不是也可以在茵陈、垂盆草等寒凉药中伍以附子之属呢？但本案患者未患乙肝，所以治疗重点在于温阳气化为主，但因为患者体虚日久，腑气失畅（腑，是指六腑，不是单纯指大肠，有人一见腑气不畅，就以为是通大便。要知六腑都要通，五脏才能安，不仅仅是大肠要通），在通腑之时视病情而定通腑药量。本案患者虽说通腑的药量较足，但腑气下通还不行，所以再加腧穴刺激。另外对于任脉上涂白花油这些芳香开窍的中药，这是用药代针灸。任脉主一身之阴，水湿内阻严重、中焦又失运，消水消食，主要都集中在中脘、建里、水分等穴位上。另外膻中为气会，小腹部的关元、气海诸穴又能促进气化功能，所以腹部整条任脉上都涂药。

病案3 刘某，男，患胆囊炎、胆结石（泥沙样），时常见恶油腻，大便糊样而不畅，心烦，胃痞，纳呆等证。一次胆绞痛，去医院用解痉药治疗，但效果不好，依然疼痛，医院建议手术切除胆囊，患者不想行切除术，想用中药保守治疗。于是急诊科叫笔者去会诊。见患者面色苍白，冷汗不止，衣服都被汗湿透了。笔者取针急泻阳陵泉、丘墟、行间，胆绞痛马上缓解。再开中药处方：威灵仙、枳壳、黄芩、大黄、金钱草、柴胡、半夏、苍术。住院3日，B超检查，胆结石已消失，配了些中药患者出院巩固治疗。

胆囊炎、胆结石，治疗在于通利。但胆绞痛的治疗，针刺效果最好。针刺止痛起效快而稳定，临床上很多疼痛，往往下针不到2秒钟就起效，远比西药来得快。并且针刺不仅可以止痛，还能疏调身体的气机，对疾病也有治疗作用，不像西药止痛就只是止痛。本案患者因疼痛严重，于是先用针疏通肝胆气机以止痛。对于为何取行间，是因为肝胆的表里关系，泻肝可以利胆。

病案4 吴某，女，温州人，患偏头痛数年，劳累、发怒、外感都会引发偏头痛。疼痛严重时见呕吐清水、胃痞不食。舌淡红，有红点。脉细涩而偏沉弱。这是肾精亏虚，治疗得以补养肾精为上，辅以养血通络。一次冬天偏头痛发作，在温州治疗无效，其丈夫急开车来横店找笔者治疗。见患者是左侧疼痛，问其原因是去海边受冷风引起。这是外邪引发，治疗即疏散外寒。针左外关，进针不到2秒钟，疼痛就减大半，强行针，数秒后拔针，再在同穴位进针，稍刺激后留针。再针右侧内关、两足三里，强行针，不到1分钟，患者排气连连，头不再疼痛，大喊肚子饿要吃东西。再配中药嘱患者带回去调补巩固，处方：枸杞子、炒白芍、菟丝子、巴戟天、当归、川芎、菊花、白僵蚕、全蝎、党参、陈皮。治疗大半年，近年来，患者时常与笔者联系，但都是因为其他疾病的问题，偏头痛没再发作。

对于偏头痛的治疗，时下的思路是以虫类药和活血药为治，偏于活血通络。但过用活血通络药，必伤燥精血，精血亏虚则脉络失养，反而会使病情加重。其实偏头痛是虚证，疼痛之实是虚中之实，治疗应当以补益为上。针对疼痛的缓解用针，主要看引发疼痛的原因，本患是因外感引发头痛，所以取外关以散外邪。但对于外感并见内滞，得内外同治，内气通畅外邪得疏散，外邪散亦能通内。但本患内腑气机失畅，是因为外邪引起，所以治疗应先针外关以散外邪，再通腑气。

疾病好治，正气难补。现在为什么很多疾病越治越重？一是医生水平不行，乱攻，二是患者心疼钱，看到病情有所缓解就舍不得花钱巩固治疗，所以往往病去后，元气未复，以后还是易生其他疾病，原因就在这里。

● 关节经络病

病案1　某男，春夏之交在水塘边纳凉午睡，睡醒后全身疼痛如被人击打，急去医院治疗，医院用止痛通热药治疗，汗出后身体疼痛见好转，但夜里又见腹痛腹泻。次日早上起来后，疼痛又如初，又去医院治疗，西医推给中医科，中医治以活血祛风，效果平平。当时笔者时常会去电台录制健康讲座，患者于是来文荣医院找笔者求治，见患者脉浮紧而涩，舌淡苔白腻，这是寒湿内阻。因为患者在水塘边午睡时寒湿之邪入侵体内，治疗得散外寒、化内湿。但见患者身体疼痛得行动不便，于是先给患者后溪针刺留针时稍稍运针，留针过程中取输液针头，给患者委中穴放血。不到10分钟，患者疼痛缓解些许。嘱患者回家用黄酒加生姜煮热喝。姜酒服用后患者微微出汗，觉得精神困倦，一觉睡醒，疼痛如失。

后溪通于督脉，用留针稍稍运针的方式，可以振奋阳气；委中为太阳膀胱经之合，刺血以泻外邪。生姜煮黄酒治疗风寒外感，效果很好。黄酒为糯米所酿，性温，酒又能疏通血脉，能养、能温、能通，加生姜以散外寒。

病案2　某女，五十余岁，金华人，右肩膀疼痛近1年，易医数人无效，2017年秋冬之交到天青坑找笔者治疗，见其面色萎黄，少有色斑，脉沉弱无力而偏涩，舌淡苔薄。这是气血两虚，经脉失养。女性绝经后，肾气亏，天癸绝，就算是步入老年了，此时治疗疾病，重在以补益气血为上。肩膀疼痛，针而通之就可。取外关，进针得气后留针，留针过程中叫患者不断扭动右肩膀，扭动不到2分钟，疼痛缓解大半，扭动不到3分钟，疼痛就缓解了。再配中药：生黄芪、党参、陈皮、焦三仙、当归、巴戟天、菟丝子、枸杞子、威灵仙、鸡血藤。1年后，询问患者病情如何，患者说肩膀再无疼痛。

关节经络疼痛有虚有实，本患是虚中有实，以虚为主。治疗当以补气养血，辅以疏通经脉就可，切不能乱用活血祛风药，以免血燥精亏。

病案3 笔者一庆元老乡在天青坑的水厂工作，见颈、背、腰都僵痛，一次天寒疼痛加重，急来找笔者治疗，问其痛处，以左半身为主。针右侧委中、后溪。先针后溪得气留针，再针委中，留针过程中时不时刺激，嘱老乡不断地扭动身体，笔者在委中处不断地运针。不到三五分钟，疼痛如失。

病案4 某妇，年近六十，右侧髋关节疼痛，走路行动不便，吃中药，针灸，效果不好。针灸师治疗以取环跳、承扶等穴。笔者取同侧阳陵泉，对侧环跳，针用泻法。不到10分钟疼痛如失，患者很开心，笔者嘱患者配些养气血、调经脉的药巩固治疗。患者觉得笔者给她针灸是免费的，而配药是要钱的，于是拒绝了。但不到3个月，又疼痛如故来找笔者扎针。如是数次，一次患者再来找笔者扎针，笔者对患者说："您年近花甲，气血本就不足，扎针是调气而已，只是针对痛处的气血疏通，使疼痛暂时消失，治不了根本，要根治疼痛还得以补养气血为本。"患者觉得笔者讲这些医学原理是想骗她钱，便扬长而去。后来没有再联系。

针无补法，特别是对于年老体弱的人，根本是虚，治疗要痊愈还得以补益气血为上。如此患，针后痛止，得加以补益巩固治疗，如在服药过程中还反复，再用针灸以疏导气血缓解疼痛，如此治疗数月，多能痊愈。

病案 5 某男，骑电动车摔倒，右小腿挫伤，不久自愈不痛，但半年后逢阴雨天气则疼痛得不能走路，有一个乒乓球大小的痛点，拒按，易数医，外治内治都没有什么效果，针灸拔罐也用过，渐渐地失去了治疗的信心。一次到笔者门诊求治，笔者手捂患处，见患处发凉，这是寒凝血滞，得用温通。嘱患者用老生姜捣烂外敷 12 小时，敷上生姜后会有火烧样感觉，但要忍。次日患者来门诊责备笔者，说他一夜没睡，因为敷姜后局部火烧火辣的难受，但还是硬忍着了，但早上把姜去掉还是疼痛。笔者见患处被生姜烧得通红，于是又用热水袋热敷患处，局部都发烫了，笔者用手把局部用力揉动，再用注射针头刺三个口放血。此后患者小腿不再疼痛。

对于局部挫伤的久瘀，内服药往往效果不是很理想，针灸拔罐祛除局部死血也不易。一定要先把局部的气血温通，揉动使血活气散，再刺血拔罐才有效果。这是笔者小时候看到父亲大腿疼痛在委中刺血时，要先拍打委中到局部有明显的静脉瘀血再猛刺血，笔者感悟到放血不是单纯地在局部刺个洞，再拔罐这样机械地治疗。因为局部死血久瘀，要使局部的气血先畅通，应先活死血再刺血拔罐才能一刺而邪尽去。

● **脾系病**

1. 胃痛

笔者近些年连续熬夜整理书稿，到了下半夜，肚子饿，此时不吃对身体不好，吃多了对身体亦不好，所以时常会吃个饼喝点白开水垫下饥再睡觉。虽说针对熬夜也会煎些药给自己调理下身体，但长期如此，胃还是会吃不消，时不时会见胃脘处隐隐作痛，手捂一下会舒服些。近期时值白露，秋气肃杀，隐痛加重，并伴见食后嗳气，这是写作过思伤脾使中焦不运的表现。中药：党参、黄芪、厚朴、陈皮、焦三仙、半夏、干姜、当归、川芎、菟丝子、狗脊、枸杞子。服药数天，胃脘感觉舒服多了，后又去爬山，汗后受寒又加喝冷水，又见胃脘隐痛反复，于是中药继续服用，另外用白花油涂于中脘处，再外贴一个风湿止痛膏，不一会觉得胃脘处烧灼感，但隐痛就此消失。

熬夜伤身，不仅让人的生物钟紊乱，到了半夜肚子饿了，如果空着肚子睡觉，势必更伤元气，如果稍吃多点，对胃也是一种损害。笔者给自己用扶正运中、调和气血为治，这是正治，但因汗出受风之胃寒，又兼爬山后喝冷水伤中阳，治疗上得加大温中之力。因为笔者平时喝的药是用煎药机煎好的，饮时剪开喝就行，所以针对临时变化如果再换处方煎药实在麻烦，于是用白花油和止痛膏外用于局部，以温散治疗，代替针灸。白花油、风油精这类药是芳香开窍为主的药，风湿止痛膏中的主要成分也是以活血开窍为主，贴于中脘处，可以长时间起到温和刺激的作用。

病案 1 某男，40 余岁，义乌人。2010 年的一个周末带孩子去野炊，过食烧烤食物，见胃胀痛、心烦、失眠等症状，半夜打来电话咨询。笔者嘱他服用中成药"黄连上清片"和"保和丸"，第 2 天早上腹泻下利，排出秽浊物甚多，人为之轻松。因为觉得这两种中成药效果好，又便宜，以为是专门治疗胃病的神药，于是此后饮食上更加不节制，乱吃后胃不舒服又吃这两种中成药。渐渐的见胃痛加重，有时稍微不注意就胃痛难忍，2014 年不得已来找笔者治疗。见其舌淡胖，苔白腻；脉沉涩而偏弦浊，稍数。这是脾胃虚寒挟有伏热的表现。过食伤脾胃，再服清热通气药以外排宿食的通泻法，必会损伤脾胃之阳。食物入胃，得阳始运，治疗当以补气温阳为主，辅以运中和胃药治疗。中药处方：党参、黄芪、焦三仙、厚朴、陈皮、茯苓、半夏、当归、川芎、干姜、巴戟天、菟丝子。嘱对方少量多餐的服药，以免伤胃。治疗数天，诸症均瘥。对方觉得身体好了，又大吃大喝，自己拿着原处方去抓药吃，又见效果不好。2016 年来电话告诉笔者因为家里煎好的中药有一大袋，丢弃又觉得可惜，问笔者怎样补救。笔者嘱其在任脉上涂风油精，饭后 1 小时，用手揉搓肚子，平日用热水袋温敷小腹。此后服药又见效果很好，后来一次遇见患者，笔者告诉患者这是脾肾两虚的表现，是肾阳虚引起了脾阳不足，再不节制饮食，会生大病，患者此后再也不敢乱吃乱喝了。

此患者明知大吃大喝对身体不好，还是乱吃。人的身体老化是自然的规律，谁也改变不了。此患第一次找笔者诊治时才 41 岁，到 2016 年吃中药无效，时间已经过去六年，人的整个生命功能自然在下降，加上如此乱吃东西，体质下降更快。可患者不知治病之要在于因人、因时、因地制宜。本案患者，到后来一是上了年龄，脾胃的运化功能下降，二是乱吃伤脾胃。虽说还是用两三年前的药方，但温下元之力已不足，温敷小腹以振奋阳气；揉搓肚子以促运化；任脉上涂药以疏通气机。

病案 2 某男，63 岁，金华乡下人，患萎缩性胃炎六七年，平时见食后胃痞、不时呕清水、神疲无力（阴雨天气更甚）、饥饿胃痛，饱餐亦疼痛，以刺痛为主。舌淡暗、脉沉弱无力而偏涩浊。这是阳虚瘀滞，治疗以温阳活血、运中导滞。中药处方：生黄芪、苍术、厚朴、半夏、陈皮、干姜、桂枝、红花、桃仁、当归、川芎、生大黄、炮附子。治疗近 3 个月，诸症均瘥，患者行胃镜检查，病已痊愈。开心之余，又不注意饮食，过了一年半，病情反复，并见口苦、烧心（烧心是金华当地人对胃脘处烧灼痛的一种口头描述）、返酸等症状于是又来找笔者治疗。见患者的病情不再是原来的一派阳虚血瘀，而是以湿热为见证，问其饮食习惯，自诉觉得病好了，会时不时地喝点自己烧的白酒。酒性辛热，加上食肉、瓜果等，易生痰湿，于是化热而成湿热。治疗当运中化湿、活血通腑。中药处方：党参、焦三仙、苍术、陈皮、半夏、茯苓、生薏苡仁、黄芩、石菖蒲、川芎、红花。患者很细心，觉得其中有几味药变了，问笔者为什么。对一位不懂中医原理的农民笔者怕其无法理解便简洁地说患者胃部有炎症，得消炎。对方觉得笔者的讲解不符合他的观点，于是愤然离去。又过了近一年时间，患者又来笔者门诊部找笔者治疗。原来患者近2个月来，吃什么就吐什么，医院诊为胃癌早期病变。见其这1年来所用治疗的药，多以黄芩、黄连、板蓝根、蒲公英等清热解毒药为主，其间有用陈皮、焦三仙之类的。湿热阻滞，治疗当分消湿热，通腑导治以祛病邪，而反过服寒凉清热解毒药，更伤阳气，使脾失运而生痰湿。笔者用原思路治疗，病来时针刺内关、丰隆、中脘、阴陵泉，泻法，以祛痰湿之邪。患者针后感觉人很舒服，于是不想吃药，笔者在患者留针时就已经把药放到煎药机去煎了，但患者觉得针刺效果这么好，拿药吃要花钱，于是扬长而去。

又过了1年，患者的家属叫笔者去医院里会诊，因为患者已经是胃癌晚期，医院的医生说能活的时间不长了，笔者到医院见患者瘦骨嶙峋，奄奄一息地躺在病床上。笔者诊脉见脉细疾无力，舌暗降无苔，真元已去，神仙也无回天之力。笔者对家属说："我的能力不能治您父亲的病了，所能做的只是让他走得舒服点。"家属认可。笔者疏方：百合、麦冬、党参、黄芩、当归、厚朴、枳壳、川芎、生大黄、枸杞子、菟丝子。嘱患者家属，如果见患者疼痛难受，则给他按摩足三里、行间、内关。不到10天，患者去世。

本案患者，如果第一次找笔者治疗时，见病转归，能再巩固治疗半年，把整个身体的功能调整好，病可以痊愈；第二次来时，如果能针药配合治疗，亦无大碍。但针能迅速调气，针后患者能及时地感觉到很舒服，于是患者就觉得用针治疗效果更好，并且用针治疗省钱（笔者给人针灸大多不收钱），所以不想吃中药。患者离开后到最后家属找来时，这过程怎样治疗笔者不清楚，但最

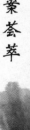

病案荟萃

后患者还是去世了。

2. 腹泻

病案 某妇，七十余岁，产六子，因产后没有调养好身体，见腹泻、脱肛、阴吹等疾病。治以补中益气无效。有一次患者的儿子在杭州结识笔者，谈及其母病情，并把吃过的一些药方给笔者看。笔者在补中益气的基础上加了固肾纳气、活血理气的药，再嘱他母亲在百会穴上涂点风油精，时不时地用手指按揉。不到2个月，患者儿子告诉笔者其母不再腹泻、脱肛。

一位年过古稀的老人，加上多产失养，那个时代营养缺少，时日久了必定是伤及肾元，单纯补中益气治疗效果往往不佳。虚则瘀，所以治疗时要补中益气以升提、固肾纳气以培元（因肾主先后阴、司二便）、活血理气以疏通气血。再加百会穴按揉促进气机的升提。

3. 腹痛

病案 某女，14岁，安徽人，自小体弱，六七岁开始上学后常见腹痛而请假。天气稍转凉或吃点水果或冷饮就见腹痛，疼痛部位为肚脐周围，看了很多医生也没有什么效果。笔者嘱家长给孩子备点温胃的中成药，平日吃点。过了2个月，家长说孩子吃了温胃的药是有些效果，但还是会疼痛，只是疼痛的程度比原来要轻。笔者嘱家长在孩子的肚脐上贴生姜温灸。肚脐温灸后腹部不再疼痛。

现在多数家长溺爱孩子，孩子从小就多食冰冷之物，所以脾胃多虚寒。本患明显阳虚，但服用温脾药效果不是很理想，在于寒凝未散。阳虚多寒，寒凝血滞，这是病邪，邪不去，正难安，所以温法不足，得直接局部散寒。姜味辛性热，有通散之力，加火灸温散力更足。神阙穴就是肚脐眼，肚脐眼与人体生命活动密切相关。我们知道，母体中的胎儿是靠胎盘来呼吸的，婴儿娩出后，脐带即被切断，先天呼吸中止，开始用肺呼吸。而脐带、胎盘则紧连在脐中，没有肚脐，生命将不复存在。并且肚脐和命门穴是前后对应的，一处任脉，一处督脉维系阴阳，所以用贴生姜温灸肚脐，可以直接温散腹部之寒滞，又能振奋元阳以疏通经络。

● 肾系病

1. 水肿

病案 张某，女，四十余岁，河南人，在通州郊区种地，患慢性肾炎、干燥综合征、慢性心力衰竭。2012年冬天找笔者治疗，身体浮肿，下肢水肿明显，面色淡暗，畏寒肢冷，脘腹胀满，二便不畅，月经后期，心悸。舌淡胖、水样滑苔。脉弦涩有劲。此为阳虚湿阻，阳气大亏、湿邪大实，治疗得大补大攻。中药处方：生黄芪、生姜、炮附子、桂枝、葛根、菟丝子、茯苓、泽泻、葫芦、当归、益母草。治疗月余，水肿大减，因天气寒冷而受寒，水肿又反复，并见气喘胸闷，尿少不畅。此时笔者已回浙江，患者电话咨询该怎么办。因为考虑到患者阳虚易受外寒，所以药方里已用了生姜、桂枝、葛根等药，但终因降温还是受寒，此时不能再用发散药，以免伤阳气，嘱患者用姜油在上到风府、下到陶道、肺俞一大片区域进行刮痧，在任脉上涂风油精再用热水袋温敷小腹，用手指按摩两阴陵泉。中药继续服用。患者家属按笔者说的进行治疗后，见微微汗出，于是二便通利，外寒得以宣散，水肿亦退。中药以补气温阳、活血利水的思路不易，继续治疗。到2013年秋，患者感觉身体康复得很好，也就渐渐地放松了警惕，因食柿子，见胃痞胀不舒服，水肿又有些反复，急来电话。时值笔者在北京，于是去看望患者，见患者精神比一年前好了很多，水肿也消了很多，虽说水肿反复，但也是很轻微。笔者针内关、中脘、足三里、天枢，针后排气，腑气得通，次日水肿又见消除。

2014年夏天，患者告知笔者身体已无大碍，也没有每日服药，只是时不时地抓些药来巩固治疗。

本患虽说西医诊为干燥综合征，但不一定要见口、鼻、眼、阴道干涩才叫干燥综合征，本案患者是一派阳虚湿阻。如系统性红斑狼疮一样，不见得所患者都出现皮肤红斑溃烂，有的是以狼疮性肾炎为临床表现。阳虚湿阻的患者，最怕外感受寒和中焦失运。阳虚则寒，外感受寒则气化不利马上加重病情；脾主运化，如饮食不节、情绪失调，使脾胃失运，气机升降失畅，三焦气化就失利，也会直接影响病情。笔者治过一位慢性肾炎患者，因为与老公吵架，次日马上见水肿加重，就是因为吵架之"郁"，使脾失健运造成。本案患者，因受寒，应对治疗得以温内散外为治，虽说处方中应用大剂黄芪、附子，但还得再温小腹的气海、关元等穴，以振奋元阳，促进气化；大椎一大片区域用姜油刮痧以散外寒，任脉涂风油精是调腑气。2013年因误食柿子而见水肿反复，是因为脾失健运，治疗在于通胃腑、化积滞，脾胃健运则气机升降，三焦气化才能正常。两次时疾都引发水肿的反复，治疗应针对病因而施治，所以治水之要，不能见水治水，一定要针对实际的具体情况辨证施治才行。

2. 腰痛

病案 某女，义乌人，三十余岁，产后失养，见腰痛。自诉近六七年来，稍遇劳累则腰痛如折，动弹不得。先看中医，杜仲、桑寄生等药服用无数，效果平平。后某针灸师用委中放血治疗，于是腰痛更甚。笔者见其面暗色斑、脉沉弱无力而有涩象，对患者说："多吃人参腰痛就会好。"对方听了觉得很可笑，因为杜仲等药治疗腰痛是民间常用的，平时老百姓见腰痛都会自行去药店里买些杜仲来炖猪肾吃，但从没听说过吃人参可以治疗腰痛。时值家里有几根人参，于是试试看。没想到服用人参后腰痛明显好转，于是时常服人参，渐渐的精神等各方面都有所好转。过了1年，患者腰痛虽说好转了许多，不至于像原来那样痛得动弹不得，但还是较严重，又来找笔者治疗。笔者见患者的脉象比原来要强些，但还是沉弱脉，但涩象比原来要明显，这是虚而有瘀。笔者用药：生黄芪、菟丝子、狗脊、杜仲、鹿角片、巴戟天、茯苓、泽泻、陈皮、当归、鸡血藤、红花。嘱患者一直服药，特别是月经期间不得停药，最好是月经期间来针灸。月经期间，中药不停，针血海、三阴交，重泻。排出瘀血甚多，腰痛为之大减。月经干净后又补养调血，月经期间再用针，如此3～4个月经周期，腰痛终于痊愈，但脉象还是偏弱，嘱患者平时吃人参巩固。

肾主生殖，产后失养必见肾气大伤，腰为肾之腑，所以产后失养之证，多见腰部不适。但产后病有其特殊性，就是常挟瘀滞。医生治疗见患者体虚于是大补不敢攻瘀，过服补益药，反使瘀滞内阻更严重，造成虚不受补，所以服药久治不好。后来针委中刺血，虽说委中有血郄之称，可以攻瘀血，但委中刺血得先拍打委中穴局部以畅气血，再有委中穴主要是针对新瘀的治疗，对于旧瘀只是治疗局部腰痛效果好，如果不是局部而取委中放血，反更伤元气。本患委中放血后腰痛更严重，就是放血伤了元气。此后虽不时地服用些人参，对元气有所补益，终因旧瘀血没化而难以进补。患者来笔者处求治，笔者以中药攻补兼施，月经期间再加针刺以逐瘀血，使瘀血随月经排出体外后方愈。

● **心系病**

1. 心悸

病案 黄某，男，56岁，某水库承包人，因为承包水库，所以天天游泳，一年四季不间断，如此有十余年。但近2～3年，时常会觉胸闷气闭，时不时地要大口吸气人才觉得舒服。过了半年，见惊慌、心悸，觉得没有什么大碍，没有在意，继续游泳。

过了大半年，心悸越发严重，可以看到胸前的衣服在抖动（其实这是怔忡，宗气大泄的表现），到医院检查，诊断为冠心病、慢性心力衰竭。医生开具处方，配了些药，服药后感觉很好，又开始游泳，但心悸又反复，再去医院治疗，效果平平，于是四处求医。笔者见患者面色萎暗，嘴唇青瘀。舌淡暗而胖，舌尖绛红。脉大，稍重按则空。"男子脉大为劳，极虚亦为劳"，患者因运动太过而成劳伤，治疗得补养气血，缓治见功，不得急于求成。中药处方：生黄芪、党参、五味子、葛根、桂枝、菟丝子、枸杞子、当归、丹参、陈皮、郁金。嘱患者平时少运动，多静养，等身体康复再循序渐进地运动。治疗月余，患者感觉很好，精神饱满，脉象较之前强实有力，但整体还是偏虚的。嘱患者不要过量运动，可以慢走，以劳而不累为宜。有一次患者的女儿去听一堂养生课，听讲课的人讲到运动对健康的好处，患者觉得笔者在恐吓他，于是又开始去游泳。

过了2～3个月，又见心悸发作。寻求他医，中医治以金石重镇和活血化瘀（后来患者又找笔者治疗，把处方给笔者看，见用药以磁石、龙骨、牡蛎、丹参、红花、乳香、没药等药为主），用药一剂，患者的心悸就正常，觉得以前找笔者治疗是误治了，于是患者持此重镇活血药方自行到中药店抓药治疗，治疗了3个月，觉得人越来越没力气，胃口越来越差，精神疲惫得无力行走。时值冬天，一天夜里突发心绞痛，急去医院住院治疗。出院后，又去找原来那个中医师服中药巩固，但治疗的思路还是重镇活血。次年正月，患者病情发作，再次住院。出院后来找笔者治疗，当时笔者在义乌季宅老百姓药店坐诊，患者的女儿带患者前来，见患者全身浮肿，面色灰暗，一点精神都没有。舌胖暗而瘀，水样滑腻苔。脉象弦涩有劲，重按弹指。这是心力衰竭重证，水气凌心。治疗得补气温阳以促气化、促运血，辅以大剂利尿药治疗。笔者把患者的情况粗略地说了下，患者的女儿也说在医院里用甘露醇，觉得笔者的思路正确，于是放心地让笔者治疗。中药处方：生黄芪、党参、炮附子、桂枝、干姜、当归、郁金、葶苈子、茯苓、泽泻、陈皮、厚朴、焦三仙。治疗半个月，浮肿逐渐消退，人的精神亦见好转，胸闷气喘等症状也大见好转。江南的农历二月初，还是很冷，患者到水库边散步，受冷风，胸闷、心悸、气喘等症状又反复，电话里笔者嘱患者女儿为患者用热水温敷小腹，再用电吹风吹脖子及后背大片区域，以皮肤感觉发烫为宜，发烫程度如皮下有虫子在爬一样。患者脖子后背吹热风后微微有些汗出，症状得以缓解。以补养气血、固肾潜阳、疏调血脉的思路治疗大半年，病情总算稳定，心力衰竭也得到根本上的控制。

心力衰竭，是指精力衰竭，使心运输血液的能力下降。心力衰竭是心脏病发展到终末端的重病，因为长期积劳而成。本患长期游泳，运动太过，加上人在水里易耗阳气。当心悸发展到怔忡之时，其实患者的气血已经很亏虚了。《难经》载"损其心者，调其营卫"。脾胃为后天之本，气血化生之源，治疗在于调理脾胃以促进运化（对食物营养物质的消化吸收）；肺主气、朝百脉，补气以助心运血；肾为元气之根，固肾养精以促整个身体的气化。大剂补养为治，使心有血养，才不会悸动不安。但患者见病情稍好又去运动。治病很难，有时对患者说实情，告诉他病情很严重，患者以为医生在恐吓他，如果把病情说得轻，治疗过程中达不到患者预期的效果，患者又来责怪医生。另外，笔者所用的中药质量比普通市面出售的要好，成本稍贵，很多患者找笔者治疗，第一次用笔者的药，效果好，之后自己拿着药方到处去询问药价，货比三家，哪里便宜就买来治疗，效果不好，又来责怪笔者，这是患者的普遍现象。

对于心悸的治疗，用金石药重镇，再加活血药的治疗思路，是时下中医界流行的治法，大小医院到民间中医，大同小异。这个思路对于及时缓解心悸的效果很好，往往一剂就见显效。但重镇伤脾胃，活血药又燥血耗阴，所以患者通过这个思路的治疗，开始感觉良好，但时间一久，脾胃受损气血化生无源，加上活血药的耗血伤阴，病情反而加重。只是患者觉得自己最主要的症状缓解了，以为病在好转而已。加上天气转凉，患者的元气快速地消耗，终于使病情发展到要去医院急救治疗。

患者最后找笔者治疗时，因为使用西医利尿药伤元气，再服重镇药伤气血，所以最终形成了水气凌心的危重症。笔者诊治水气凌心患者较多，主要是一些长期哮喘的肺心病、慢性肾炎，还有本来就是慢性心力衰竭的患者。治疗思路都一样，不外是温阳气化以治本，利水活血以治标，但因为病情危急，得超大剂量用药才能力挽狂澜，若医生的技术水平不够，用药剂量不足，难以治这样的危重症，特别是有些患者已处于昏迷状态，用药都得通过鼻饲，用重剂治疗，用对了一剂药起死回生，用错了一剂药则马上送命，所以中医对于治疗危重症方面效果虽好，但因为风险过大，很多中医师都不愿意接手这类患者，渐渐地也使人们认为中医是慢郎中，只能作为日常调理。

本案患者在治疗过程中受外寒，使气化功能迅速下降，于是病情出现反复，这是在治疗慢性病过程中常遇到的事。本患阳气大亏，虽见病情反复，但治疗重点在于温阳散寒，不能再加大剂利尿药。所以用电吹风吹热脖子后面及背部区域，这片区域，上有风池、风府，中有大椎，下有陶道、大杼、风门、肺俞等穴，都有很好的温散寒邪的效果。用电吹风时一定要吹到局部发烫，皮下有蚁走感才会有效果，如果温度不够则达不到散寒的效果。用热水袋温敷小腹部有固元温阳作用的腧穴，如神阙、气海、关元、大赫等穴，都有固元的效果，用温敷可振奋元阳，热水袋的面积大，一次性可把整个小腹都温着，操作方便，这些是针灸临床应用的变通。

2. 失眠

病案 某妇，流产后失养，见月经量少、延期，平时神疲无力、心烦气躁、失眠，不时有潮热汗出。笔者见其脉细涩无力而偏数，舌尖绛红，这是阴血亏虚，治疗以补肾养精，调和脾胃为主。以党参、炒白芍、菊花、枸杞子、菟丝子、百合、巴戟天、当归、丹参、益母草、陈皮、生地等药为治。患者治疗十余天，潮热汗出、心烦失眠等症状均消失。后因家里琐事吵架生闷气，见胸闷太息、脘腹痞胀、纳差、彻夜不眠。来电话询问，笔者嘱患者中药继续服用，平日自己按摩内关、足三里、三阴交、行间，在穴位上先涂点风油精再按摩，一天按摩数次。另外睡前仰卧，以肚脐为中心，用手先顺时针揉搓腹部，再逆时针揉搓。按摩后，又可安然入睡。

体虚要补养，但补养之药都偏滞，虽说笔者已经在药方里加了理气活血药以通畅气机，但医生实在没法掌握患者的生活环境，如此一吵架生闷气，则使身体的气机郁滞不通。

外 科

● 疮疡

疮疡就是指疗、痈、疽、疮等外科疾病，目前的治疗，多以抗生素为主，严重的用小手术配合抗生素，技术上已经很成熟了，所以针灸用于疮疡病的治疗很少，但对于疮疡的初起阶段，可以配合针灸治疗能提高治疗效果或可以免除手术。

疮疡生长在肉里，脾主肌肉，胃又为多气多血之腑，所以治疗疮疡初起，治疗上主要在于取脾胃经脉上的腧穴。另外再针对疮疡所处的部位进行局部取穴，或在疮疡所患之处的躯体对应侧找压痛点取穴。

疮疡初起，局部红热胀痛，治疗在于泻火逐瘀。抗生素可以达到类似于泻火的目的，但对于局部的瘀滞无效，比如用抗生素治疗慢性盆腔炎，就是因为慢性盆腔炎的局部湿邪和瘀血结在一起，难分难解，所以抗生素的治疗没有什么效果。而针灸可以兼顾泻热毒和行瘀血。胃和大肠同属阴明，但胃经在于泻热，大肠经在于散热，对于疮疡的热毒炽盛，可取大肠经的合谷、曲池，胃经的内庭、足三里而泻。用针上要久留针、重泻，内庭可以刺血。如肿胀明显，可加丰隆、阴陵泉、血海，手法也是久留针、重泻。如疮疡热毒已经使气机郁滞，影响了腑气通泻，这时一定要通便以泻热，使热随大便排掉，可加天枢、大横重泻。如发生乳房的乳痈，可加内关、膻中；肠痈加上巨虚、天枢；背痈加委中、承山；如腹股沟处的急性淋巴结炎，可加行间、太冲；腋下急生淋巴结炎，可加阳陵泉、侠溪。

病案 1　某患者两乳痈已溃烂，到上海医院治疗，医生建议手术切除。2016 年冬天，患者问笔者能不能治疗已经溃烂的乳痈，笔者说可以。见两乳房，一只有一个乒乓球大的溃烂口，一只有拇指大小的溃烂口。因为痈已溃烂日久，患者元气必定大伤。见其脉沉弱无力，得以外科"托法"治疗，取生黄芪、麦芽、陈皮、苍术、荆芥、黄芩、川芎、当归、红花、连翘。治疗 1 个月溃烂收口愈合。因为其脉还见沉弱，虽说溃烂已愈，但元气未复，再以健脾胃、养气血的中药治疗巩固。

对于疮疡溃烂，切不能再针泻，以免元气不支，得在汤药补益的基础上托邪外出。

病案 2　某男，应酬饮白酒过多，见腋下淋巴结肿胀疼痛，去药店自行购买抗生素服用，没有什么效果，于是来笔者处求治。笔者取侠溪刺血，再针泻通里、行间、阴陵泉，第 2 天肿胀消了一半，不再疼痛，并嘱其自己用手指按揉穴位，数日而愈。

皮肤病

皮肤病，不论寒热，病邪总是郁在皮肤，总是会有郁热的存在，所以治疗上取穴以取阳明大肠经和太阴脾经为主。主穴：曲池、合谷、血海、三阴交。

曲池、合谷能宣泄去热，疏风解表，清泻阳明。因肺主皮毛，皮肤病要时时考虑到外风的病邪问题，所以无论是外风郁滞，还是肠胃积热，都可应用；血海、三阴交能理血、调血、行血，起到治风先治血的效果。

见血瘀明显，加膈俞、委中以行血；热重加内庭刺血；如积热太过，易和肝中相火合邪，加行间、侠溪；湿阻加阴陵泉、丰隆以化湿。

病案 刘某，男，企业家，左肋骨处的皮肤患带状疱疹，医生用抗病毒药治疗效果平平。笔者见其疼痛难忍，舌红苔黄腻，口气恶臭，大便闭结，脉数而有力。取针泻侠溪、行间、天枢、上巨虚，久留针重泻，再内庭刺血，不到 2 分钟，疼痛减半，留针重泻不到 1 小时，排出恶臭大便甚多，顿时觉得一身轻松。次日再针 1 次，留下中药处方以巩固治疗：苍术、陈皮、厚朴、生薏苡仁、荆芥、黄芩、连翘、益母草、川芎、当归、地龙、党参。

痔疮

痔疮不是大病，但难治，难在局部气血郁滞之实，整体元气又虚，可以说痔疮是因虚而致实的疾病，比如分娩时用力太过使气机下陷、劳累太过升清无力。有人说大吃大喝会引起痔疮，这没错，多数 20 岁左右的人，大吃大喝，大不了消化不良，见胃脘饱胀而已，很少会患痔疮，而上了年龄，身体元气虚了，再加上大吃大喝，热积于内，影响了清阳升发，使积热滞于下才患痔疮，所以治疗痔疮，不外是以补气升清为主，理气活血为辅。

针灸治疗，取穴督脉的百会穴和长强穴，这两个穴位配合，可以升发阳气，长强穴就在肛门边上，又可直达病所，疏散肛门局部郁滞的气血。脾主升清，主运化，脾俞可调脾运脾以促升清；承山为足太阳膀胱经别上行于肛。所以治疗痔疮，以长强、百会、脾俞、承山为主要穴位。见痔疮肿胀，舌苔厚腻，这是湿，加中极、阴陵泉清利湿热。

笔者姐姐，因生孩子引起痔疮，每见劳累痔疮就脱出肛门外。笔者叫她吃补中益气丸，平时用手指按摩头顶百会穴，再用枳壳、威灵仙、乌梅、红花、黄柏、冰片等药研细粉，用开水调糊状，每天晚上把药糊贴敷于肛门口，治疗近半个月，痔疮消失，过了八九年也没再犯。到了去年，姐姐又来电话说有痔疮，时间过去十来年，人上了年龄，单纯用补中益气丸药力不足，于是笔者用黄芪、党参、枳壳、菟丝子、葛根、当归、皂角刺、红花、益母草、黄芩等药内用，再用中药粉调糊外敷治疗，不到半个月，痔疮又消失。

针无补法，对于虚证的治疗，要和汤药结合一起，针以调气攻邪，汤药平衡五脏、补益气血。但有时也不一定要用针，可以用中药外用贴敷。

妇　科

● 月经病

1. 痛经

病案　某妇，痛经十余年，每次都是来月经第三四天出现疼痛，自诉子宫痉挛抽搐性疼痛，疼痛持续到月经干净后 4～5 天才渐渐好转。该患者的症状为虚痛，因为开始行经时子宫里还有足够的物质可以涵养，行经第三四天后，血海空虚，胞宫失养，于是见疼痛。等到月经干净四五天后，人体的激素水平开始变化，子宫内膜开始生长，子宫得到了涵养，疼痛则渐渐消失。很多中医师用活血理气药治疗该症状效果不著，是因为他们拘泥于"不通则痛"，而忘记了"不荣亦痛"的道理。但不荣之中，必有不通；不通之中必有不荣，这是所有痛证的共同特点。笔者见患者脉细无力，又逢月经未净，拟补益精气，黄芪、党参、炒枳壳、炒白芍、当归、枸杞子、威灵仙、菟丝子、益母草。患者服药后不到2小时，疼痛若失，治疗10日，下一次月经周期，还一样的疼痛，但疼痛程度有所缓解。患者来复诊，笔者告诉患者女性月经周期的变化是阴阳两气相互转变消长的变化过程，月经干净后的卵泡期，不是纯养阴血，还得适当地温阳，排卵期过了，更得加大温阳药和疏通气血的药，这样才能使子宫气血畅行，有足够的气血来涵养，而不是一剂药吃了觉得不痛就万事大吉。于是针对该患者月经周期，排卵期过后，加巴戟天、肉桂之属以温通，月经前期开始加些红花、桃仁以通血。月经来临时针血海、地机、三阴交。经治疗后该患者排出一块乒乓球大的死血块，从此不再痛经。

痛经情况很复杂，有寒有热，有虚有实。但往往是寒热虚实错杂在一起。如阳虚者，多有寒凝，治疗若单一温阳不攻寒邪，痛经难愈；如湿热瘀毒，阳虚气化不利者，以清热活血解毒为治，反伤阳气，病亦不愈；本案患者虽是气血两虚胞宫失养的疼痛，但虚处藏奸，这是虚中有实滞，实邪不攻，只用补虚扶正，病亦不能愈。但攻补之机，要看元气的盛衰，如果元气不支，切不能乱攻。攻邪在于速，速攻之法，损耗元气亦猛，所以笔者用针攻邪很注重脉诊，如脉弱无力，多不用针，而是用汤药疏调，脉有力了，顺着行经之时，因势利导速攻。

2. 月经中期出血

病案 某女，失恋抑郁而见严重失眠，后来见月经中期出血，脾气急躁易怒，口干。脉象弦涩而疾数，舌绛红芒刺甚多，这是郁火灼伤血络为患。郁则气机升发不利，体内的热气不能及时外散，所以易化热，随着月经下排，于是郁热就下陷于胞宫，排卵期阴向阳转变，阳气开始充足，加上郁热就灼伤血络而出血。出血必有留瘀，治疗在于养阴清热、凉血活血。取丹参、益母草、白茅根、桑叶、枸杞子、菟丝子、党参、黄芪、葛根、郁金、陈皮。服药1周后睡眠、脾气稍有好转，但不明显。汤药上原思路不变，但不能再加寒凉药的药量，以免影响脾胃的运化。采用针法以泻火养阴，取内关、三阴交、太冲、太溪，久留针，留针过程稍稍运针，不能太过强烈，这在补法中有疏通之意。针后患者睡眠马上好转，人的情绪也平和下来。人动则生阳，静则养阴，阴虚之人，沉睡很重要，嘱患者平时自己按摩这些穴位。治疗1个月，排卵期还是出血，但血量少了很多，又治疗半个月，患者的脉象渐见有力，于行经期间加桃仁加大活血逐瘀力，再针泻血海、地机、三阴交、行间，排出瘀血。月经干净后又用扶补气血调治，再不见月经中期出血。

月经中期出血就是指排卵期出血，女性月经周期的月经期是阳向阴转变，排卵期是阴向阳转变，如有气滞、血瘀或阴阳失衡，就会引发排卵期出血，本案患者郁火灼络，治疗在于解郁凉血以治标，补气养阴治其本。但终因活血药有耗血伤阴的副作用，所以对于出血后的留瘀问题，攻瘀不能太过，以免阴血难复。而是等到阴血足后，以顺排经时针泻外排。很多中医师治疗月经中期出血，在出血时用炭类药止涩，月经期不敢攻瘀，所以久治不愈。要知，出血必有留瘀，瘀血不去，会积滞于体内化热，又会引起下一次出血，这和治疗崩漏的原理一样，一定要攻瘀，特别是在月经期间速攻。

● 妇科杂病

1. 乳房疼痛

病案 某女，因失恋见情绪压抑，引发乳房肿块疼痛。百消丹、乳癖消、逍遥丸等中成药服用无数，无寸功，反见胃痞不思食，乳房上的肿块增大，疼痛加剧，开始是来月经前1周疼痛，后来是乳头疼痛得衣服不能碰，几乎每日疼痛，晚上睡不着，熬夜，面上暗斑也增加了很多。其同事脸上曾有雀斑经笔者调理好转，于是来找笔者治疗雀斑。见患者面色淡白，但斑点颇多，双眼眶和环口一圈青暗。舌尖绛红，根苔厚腻。脉沉涩偏数。这是三焦不和，治疗得疏利三焦气机。取黄芪、党参、麦芽、厚朴、半夏、菟丝子、枸杞子、巴戟天、当归、川芎、红花、郁金、丹参。针内关、足三里、三阴交，泻法。针后患者觉得胸腹气顺，乳房疼痛缓解大半。药煎好了，当天服中药2包，夜里就能安然入睡，次日胃口大开，精神亦好。调治近半个月，月经将行，针内关、血海、三阴交、足三里，泻法，嘱患者每日来门诊部针1次，月经来临，排出瘀滞物甚多，乳房肿块消大半。月经干净后中药调理，不针，月经将来时开始针泻，如此针药结合，治疗2个月，乳房肿块全消不再疼痛，脸上的斑亦退净。

乳房小叶增生、结节是女性常见疾病，多因生活环境不顺心，长时间抑郁而成。郁则肝气不能上升，从而影响脾胃的运化，郁久之人，不仅见气滞血瘀，还见气血两虚，就是因为脾胃失运气血化生无源，如果还泥于用风药和理气药来疏肝理气，反越治气血越亏虚，如柴胡（叶天士说劫肝阴）、香附等药都有耗血燥阴的副作用。所以治郁之重点在于脾胃，不在于肝。脾胃调好气机升降畅通不滞，食物的能量得以有效的消化吸收，气血足，肝才有血可养。对于中药方面，为什么说白芍、当归这些药有"柔肝"的作用，因为肝藏血，血足肝才柔，但脾胃是气血化生之源。所以笔者用中药治疗乳房病，都是以大剂黄芪和麦芽为核心。黄芪补气以运血，麦芽运中消积，且麦芽有升发之性、黄芪亦有升发之性，可顺肝之性，所以不疏肝而肝气自疏，这样治疗，对脾胃可以促运化，对肝可以促进肝气升发以解郁。另外，对于应用麦芽治疗乳房肿块，笔者是从麦芽回乳中悟出来的。哺乳期结束后要回乳用麦芽，乳汁郁积在乳房里结成块了麦芽都能消，那么乳房上其他的结块也一样可以消。有些患者拿着笔者的处方去别的地方抓药，医生和药师经常看不懂，觉得这是一个很普通的调理脾胃的药方，不像是治疗乳房肿块的，是因为他们泥于治疗乳房病应取柴胡、香附。

脾胃虚则气血不足，血脉就不充盈。人身体内的血脉如河流一般，河水足则河道畅通不堵，河水少则河道易堵。人身体也一样，气血亏虚血脉失充就易瘀（温热病后期耗血动血，造成全身性的血行不畅，就是因为在发热过程中消耗了过多的津液使血脉不充造成），所以治疗身体本有结块的疾病（不仅仅是乳房结块，长在身体其他部位的结块也一样）不能一味的活血通血，因为活血化瘀药除了当归、鸡血藤少数几味药有养血活血的作用以外，其他的活血药都有燥血伤阴的副作用，理气药和风药也一样，都有燥血耗阴的副作用，所以用"风药＋理气药＋活血药"这个组合来治疗乳房结块，只会使气血越治越亏，结块越治越结。

因考虑到本案患者原来气滞明显，所以先针泻以疏散气机，调理脾胃，以促进药物的吸收，这是以针开药路；如果服中药过程中，患者乳房胀痛反复，也可用针疏调气机，以针运药，这是针药结合的一些基础原理。

气机郁滞日久，导致乳房结块、脸上有斑，这是血瘀的表现，所以平时服用的中药里加活血药以通调血脉，月经前数日开始到整个月经周期针泻以逐瘀于体外，使瘀血速去。旧血去则新血得生。

2. 子宫肌瘤

病案　某妇，患子宫肌瘤，治以理气活血，因燥血太过，反而见闭经，并且肌瘤变大。子宫内膜得有阴血涵养才能增厚，燥血太过，子宫失养，所以子宫内膜长不厚而见子宫内膜很薄，于是无月经可排。笔者见其脉细弱无力，虽有涩象，但不能再攻瘀。于是用黄芪、党参、陈皮、焦三仙、枸杞子、菟丝子、葛根、当归、益母草、川芎等药，补养气血中稍稍疏调下气机。治疗2个月，患者去医院做了2次B超，见肌瘤增大，但患者感觉精神力气等各方面都恢复得不错，并且脸上的暗斑也消了大半，所以还来继续治疗。一次笔者诊患者两尺有力，整体脉象偏数，这是月经将来的表现，笔者嘱患者每日来针刺，取血海、地机、三阴交、行间，重泻。因为中药是药店煎好一包包的，故嘱患者另外再加"新生化颗粒"2小包到中药里混合服用，以增加化瘀效果。月经排出瘀血块甚多，还有数块肉一样的子宫内膜。月经干净后嘱患者到医院行B超检查，子宫肌瘤小了一半。月经干净后，又以调补气血为治，疏畅气机，月经来前2～3天开始针刺逐瘀。如此2～3个月经周期，子宫肌瘤完全消失，脸上的暗斑也全消。

对于子宫肌瘤和乳房肿块的针灸治疗，是不一样的，因为乳房的位置在胸部，是处于上焦，而子宫在小腹部，处于下焦。上焦之疾，得宣畅气机，所以取内关以疏散胸腹气机，如果见腑气不通，还可再取天枢、大横等穴，以畅运中焦之气；而下焦之疾，攻邪时在于"下而竭之"，取穴在于以下肢的脾经为主，肝经为辅。因为脾主肌肉、统血，用久留针、反复的重泻手法，特别是对瘀血严重，并见小腹疼痛的患者，可留针2小时以上，反复的重手法刺激，这样的攻瘀效果，远比服汤药要好得多。特别是血海穴，进针时，用左手拇指用力掐按着脾经肢端一侧，进针角度为30°～45°斜向腹部刺入，得气后捻转针尾，患者能明显地感觉到一股气流冲向小腹部。笔者给患者针泻排瘀时，患者时常有子宫强烈收缩感，觉得有东西掉出来。2014年笔者治疗某患者的子宫腺肌病，用大补气血的汤药为患者补益气血，用针重泻排瘀，连泻2个月，使原来如皮革样硬硬的子宫变软，青瘀的嘴唇也变红润。所以针刺逐瘀，对子宫的效果显著，这与活血化瘀的汤药有本质的不同。

3. 慢性盆腔炎

病案 王某，女，26岁。上大学时意外怀孕流产，行刮宫术，因医生用力过猛，流产后又没有好好休息调理身体，渐见小腹坠胀疼痛，不时白带黄臭。患者自行到药店购买妇科洗剂外用治疗，反使病情加重，小腹24小时隐痛难受。这是元气亏虚，升发无力的气机下陷。肾主生殖，刮宫伤元，使气虚而无力升发，清阳不升，于是湿浊不化，阻滞于虚处（疾病总是藏匿于虚处，如痰湿等邪，哪里虚疾病就滞留于哪里）。患者刮宫伤了宫体，于是病邪就滞于宫体，日久化热生毒，浸润周边组织，于是形成了慢性盆腔炎。见患者脉沉细涩偏数而无力，舌淡暗苔滑腻，这是明显的阳虚湿阻化热毒的表现，治疗在于温阳运中以化湿邪；理气活血以促进气血通畅；再辅以清热解毒治疗。取生黄芪、荆芥、苍术、陈皮、生薏苡仁、败酱草、炮附子、川芎、红藤、益母草、石菖蒲、皂角刺。治疗数日，患者体温升高，小腹里觉得热，这是药之温热和体内的湿邪相合而成，但不能减温阳药的用量，要不湿邪永不得化，只得辅以针泻。取中极、归来、阴陵泉、曲池，泻法。针后体温得降，嘱患者自己平时多按摩阴陵泉、三阴交，中药不停。配合穴位按摩，体温不再升高，身体逐渐好转。如此治疗近半年，病情痊愈。

慢性盆腔炎，盆腔的气血虽郁滞不通，但和子宫肌瘤不同，子宫肌瘤是局限于子宫气血郁滞，而慢性盆腔炎则是整个盆腔的气血都郁滞，并且无湿不成炎，盆腔炎主要是湿瘀互结为患，所以治疗要分消湿瘀。取穴方面要考虑到腹部的穴位，如中极、归来这些穴位对小腹的气机疏调，有直接效果。另外下肢取穴，以三阴交、阴陵泉这些具有化湿效果的腧穴为好。

4. 更年期综合征

病案 某妇,56 岁,绝经 7 年,48 岁时出现月经紊乱,见潮热、汗出、心烦、易怒、失眠、腰背疼痛等症状,医生诊断为更年期,待绝经便会好转,没想到绝经后更加严重。后来看中医,用浮小麦、麻黄根、丹皮、生地等药服用无数,效果平平,反而见胃口不开,精神渐差。笔者见患者干瘦面暗,色斑很多,舌淡胖,舌边齿痕,苔薄腻,脉沉细弦涩偏数而无力。这是阳虚为患,阳虚则脾运化不利,后天气血化源不足,所以人瘦,但不见得瘦人都是有火。患者绝经数年,加上过服寒凉药伤了阳气,虚阳外浮才会潮热汗出。治疗当固肾纳阳,使阳气归潜于肾,才能发挥其正常的生理功能。取党参、陈皮、厚朴、焦三仙、枸杞子、菟丝子、巴戟天、泽泻、茯苓、丹参、益母草、郁金、百合。治疗半个月诸症大减,精神亦日见好转。因中秋节,吃了 2 个小月饼,还喝了 1 杯葡萄酒,于是又见心烦潮热。月饼多糖又用火烤,性湿热,加上葡萄酒,于是造成了中焦湿热郁滞,阳明多气多血之腑,食滞则化热速。嘱患者自己用力按摩足三里、内庭、太冲。配合穴位按摩,潮热消退。过了 1 个月,因为儿子工作的事操心熬夜,又见潮热汗出,嘱患者按摩内关、三阴交、足三里、太溪,潮热又退。如此治疗近 3 个月,患者一切安好。

更年期综合征,以肾中阴阳两气失调为根本,阴虚会见潮热,阳虚也会见潮热。但疾病往往不是单一的,还会伴有其他的病邪存在,如脾胃不好的人,还会见痰湿阻滞或食积化热;如有瘀滞的人还会见瘀血化热,所以治疗时,固肾潜阳是核心大法,但阳气下潜的通路一定要畅通不滞,阳气才能归潜。本案患者因饮食失当见中焦郁热而引发潮热,治疗突发症状时,通过足三里、内庭、太冲按摩以运中泻火平肝,使阳气下潜。后一次因儿子的事熬夜上火而引发,用内关疏胸腹气机,再用三阴交、足三里、太溪引阳下潜。

伤 科

● 扭伤

扭伤应该视扭伤局部情况而确定治疗方式。局部肿胀疼痛是局部内出血，血遇热则凝，所以第一时间要用冰冷敷止血、止痛。所以针灸治疗扭伤，也不是在局部肿胀疼痛时用针，若内出血不止局部不能用针。至于局部用针应在扭伤内出血得到控制的基础上进行，但为了控制疼痛，可以运用针灸来调气、通气。

扭伤的治疗，有以下 3 种取穴方法。

一是局部取穴，局部主要是取扭伤边上的腧穴，如膝关节扭伤，可取血海、阴陵泉以疏通脾经气血；委中为血郄，再取后面的委中。

二是根据扭伤部位的循经远取，如腰正中扭伤，伤在督脉，可取人中、后溪通于督，可针泻后溪；如是腰边上的肌肉扭伤，伤处太阳膀胱经，可取委中刺血；如腰椎边上与肌肉之间扭伤，可取二间、三间，因为"手阳明经筋夹脊内"。

三是根据手足同名经取穴，因为手足同名经的经气相通，人体四肢肢节相互对应，如踝关节和腕关节对应、膝关节和肘关节对应、髋关节和肩关节对应。如左侧的踝关节扭伤，可取对侧手腕同名经的腧穴，踝外侧扭伤取阳谷，内侧扭伤取神门、阴郄；如膝关节内侧扭伤，取手对侧的尺泽；外侧扭伤可取手上的曲池。

上述是大体的取穴治疗思路，但也不能泥而不化，有时边上无人，自己给自己治疗，可以取方便的腧穴。笔者一次腰扭伤，坐位时不能站起，自己取委中穴但手指不着力，按摩效果差。因扭伤是气血郁闭，阳明经多气多血，于是取内庭，用手指用力按摩，不到 2 分钟，疼痛大减可以站起来。

针刺治疗急性扭伤效果很好，但对于陈旧性的扭伤，局部死血瘀滞，还得配合火针治疗，以温通散血，再拔罐，吸出瘀血（对于死血还是取三棱针放血拔罐为好，火针适用于局部有囊肿痰结的情况）。但这是治标之法，有陈旧性扭伤，并见气血亏虚者，一定要服中药调补气血，只攻瘀滞，反伤正气。

病案　某妇，七十余岁，因为抱孙子时扭伤肩膀，贴膏药、民间土药等治疗疼痛无效，听说有一民间医生刺血拔罐治疗扭伤疼痛效果很好，于是也去治疗，没想到刺血拔罐后见全身冷汗直流、四肢逆冷，当场晕厥，折腾了大半天才缓过劲来。此后身体就很虚弱，天气稍见转凉就感冒。这是患者年老体弱，刺血拔罐损伤元气。一次老太太到横店四共委找笔者治疗，见老人面色淡暗，脉沉无力，这是虚证。笔者用黄芪、当归、党参、鸡血藤、菟丝子、桂枝、枸杞子、威灵仙、巴戟天等药为治，补益气血的基础上温散通血。再嘱老太太切一大片生姜置于疼痛部位，外敷热水袋以温散。治疗近 2 个月才痊愈。

● 跌伤

笔者母亲在十年前，一次躺在靠椅上与笔者女儿玩耍，小孩子一用力拉，母亲侧身倒下，靠椅扶手顶住了右侧肋骨，当时气都喘不上来，在地上躺了好一会才慢慢地起来，但觉得伤处有一股东西阻着疼痛，笔者用手指给母亲按摩两个内关穴，渐渐地好转过来，只留下一块瘀青的刺痛，再在局部弄了些生栀子粉调糊状外敷而愈。

对于跌伤，最易发生气闭，严重者当场晕厥，治疗时取水沟或十宣刺血以宣畅气血，人醒后再根据具体情况治疗。如见大便结闭，取天枢、足三里、阴陵泉，再配合"桃核承气汤"加理气药逐瘀外出；如见呕吐、头痛，这是脑震荡，取内关、三阴交、行间、内庭等穴，重泻以使气机下降，缓解脑部的压力。但如果是脑部的陈伤，用针刺治疗效果不理想，还得用汤药缓治。

病案　某男，六十余岁，30 年前头部外伤，手术后生命保住，

病案荟萃

但只要阴雨天气就头痛，人一点精神也没有，不得不卧床休息，多方治疗无效，已失去信心。笔者见其舌淡脉沉，这是气阳不足、血络不通的表现。用生黄芪、鸡血藤、当归、白僵蚕、威灵仙、陈皮、苍术、川芎、葛根、石菖蒲等药为治，治疗大半年而痊愈。

肿　瘤

　　针灸对肿瘤的治疗，在疏理气机方面效果是肯定的，因为肿瘤是一种"全身大虚，局部大实"的慢性病，身体元气亏虚是根本，所以治疗肿瘤在于养正元。但针对局部的气血痰瘀等有形之邪要祛除攻击，如果口服中药要达到理想的攻邪效果，那么对身体其他组织器官就会太过；如果药量不足，局部的邪毒又无法祛除。西医方面也考虑到静脉注射化疗药具有全身性的副作用，所以想到了局部介入治疗。而针灸针对肿瘤局部气血的疏通和病邪的攻击，就类似于介入治疗。

　　治疗肿瘤，不论是良性还是恶性，总是以调理脾胃为核心，所以针灸方面，常用足三里、脾俞这些穴位。另外根据肿瘤在身体上所处的位置不同，治疗上也有些区别。比如肺癌，选肺俞、列缺、内关；肝癌选肝俞、行间、三阴交、期门；乳腺癌选肺俞、膻中、内关、足三里；子宫内膜癌取中极、血海、三阴交；皮肤癌取肺俞、鱼际、合谷。但如果其他方法治疗的效果好，也没有必要配合针灸治疗。肿瘤是虚证，针灸无补法，只在调气，所以对于治疗肿瘤，针灸只能作为一种辅助治疗。窦材的《扁鹊心书》载"若灸迟，真气已脱，虽灸亦无用矣"，面对肿瘤（特别是癌症晚期）患者的"真元已脱"治疗上大补尚且恐晚，仅用针灸调气，无气可调也治不了病。也就是说，单纯用中药能把肿瘤治好，而单纯用针灸治不好肿瘤。

2009 年，金华章某肺癌淋巴转移，内服中药以补气运中、调血化痰为治，因其肺俞穴在确诊肺癌前 4 年就开始疼痛，于是用狗皮膏药外贴肺俞穴代替针灸，先后治疗 9 个月而痊愈。笔者习武时的师弟陈伟波，其父亦是肺癌，2010 年笔者在金华文荣医院工作，其带父亲前来求治，亦是服中药，配合穴位按摩来治疗，而针对陈伟波父亲的针灸以及外治，主要在肺经上找反应点。

癌症是一种慢性病，局部的气血郁滞又很严重，所以在其所涉及的经脉上大多会有特别的反应点，比如结节、疼痛点、酸麻点等，这些反应点有的刚好处于腧穴上，有的不在腧穴上，治疗主要是针刺这些反应点。笔者对反应点一般用针泻，内服药偏于补益，效果很理想。如江苏有一名膀胱癌晚期患者，见尿血、膀胱刺痛，但其通里穴平时会疼痛，于是重泻通里，另外再针膀胱俞、中极、阴陵泉、三阴交，配合中药进行补气活血、利尿解毒的治疗。不到 1 个月膀胱刺痛、血尿就得以控制。

另外，针灸治疗癌症晚期疼痛的同时配合中药治疗，针刺止痛效果更理想，病情到了无法挽回的地步，让患者最后的时光活得舒服些，走得痛快些，也是好的。

2010 年，笔者接手一位患肉瘤的患者，该患者将死的前 2 个月，肿瘤广泛性扩散转移，肝和胃都见巨大的肿块，隔着衣服可以明显地看到肿块凸起，日夜疼痛、发热、烦躁。见患者脉弦细数，舌红无苔，这是癌症晚期精气即将耗尽的表现，笔者中药方面重用白芍，另加党参、天花粉、陈皮、百合、丹参、郁金、菟丝子等为治。另外按摩合谷、内关、太冲、三阴交，肚皮上涂些风油精。患者体温有所下降，疼痛缓解，夜里睡觉也安好。因为马上就要过年，笔者回金华，嘱患者家属为其按摩，平时少量多次地服用中药，过了 2 个月，家属来电，告诉笔者患者已经去世，欣慰的是最后这 2 个月，人活得舒服，到死肿块也没有疼痛。

癌性疼痛，笔者理解为"郁"。因为患者面对死亡都会忧心，会恐惧，这是思想上的郁；另外癌症局部的气滞血瘀到了晚期也很严重，这是肉体上气血的郁滞。郁会化热，加上癌症晚期癌会生热，两热相煎，所以都见脉数无苔的真阴枯竭之表现。针灸治疗，笔者一般不用针刺（如果疼痛很严重，急刺一下以止痛，疼痛缓解后还是用手指代替为好，因患者元气将耗尽，再用针刺伤元更速。老百姓日常生活总说人到这时候多活一天少活一天都一样，这是站着说话不腰疼，如果事情落在自己身上，还是会渴望自己的亲人多活一天。对于这些问题，作为一名临床医生，是要考虑的），都是用其他方式代替，比如中药贴敷、手指按摩等方式进行。但以合谷、内关、太冲、三阴交作为癌症止痛的针灸基础方，效果还是很不错的。并且这些腧穴在人四肢上，取穴和操作都很方便。

合谷为阳明大肠经的原穴，能疏散郁结之热，热去而痛止；内关为心包经之络穴，通三焦，可以疏理三焦气机以解郁通气；太冲为肝之原穴，肝主疏泄，太冲可以调肝气以促疏泄；三阴交，调肝脾肾三脏以养阴血。针对癌症的部位加配相应的腧穴治疗，如肝癌加肝俞、行间、阳陵泉；肾癌加肾俞、太溪；膀胱癌加膀胱俞、阴陵泉、中极；肺癌加孔最、肺俞。对于癌症疼痛部位腧穴的取穴方式，有时不一定是取腧穴，要仔细寻找，比如肺癌疼痛，最疼痛的痛点，会在肺俞穴的边上。